JN086276

県民の元気をささえる──

滋賀県立総合病院の

Q&A
方式

最新医療

滋賀県立総合病院 編著

バリューメディカル

県民の皆さまの
健康をささえるために

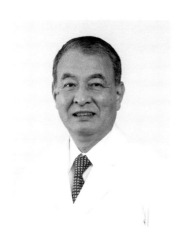

滋賀県立総合病院
総長・病院長

いちやま　さとし
一山　智

　滋賀県立総合病院は、前身である成人病センター開設から50年の歴史を有しています。開設以来、病院の基本理念である「心のふれあいを大切にして、安全で質の高い医療福祉を創生し提供する」をモットーに、悪性腫瘍や心臓血管系疾患をはじめとするあらゆる疾患に対して、県下でも高い治療成績を持つ総合病院へと発展してきました。また、最近のコロナ感染症患者さんへの対応でも、積極的にその役割を果たしています。

　医学・医療技術の進歩は、近年めざましいものがあります。進歩と同時に、その実用化も急速に進展してきました。最近では、本庶 佑 教授（2018年ノーベル生理学・医学賞受賞）によって開発された新規薬剤などがその例です。私たちはそれらの恩恵を、いち早く県民の皆さまにお届けできるよう努力を続けています。

　当院では、ロボット支援手術機器（ダビンチ）、高度放射線治療装置、内視鏡治療装置、心血管カテーテル治療装置、外来化学療法室、さらにがんゲノム医療診療部など、最新の医療機器設備や体制を整備しています。これまでは治療不可能と考えられていた重症疾患が完治するようになり、同時に治療期間の短縮によって、早期退院もできるようになりました。これらの高度医療は、京都大学医学部やその関連病院で経験と研鑽を重ねてきた優秀な専門医、ならびに専門性の高い看護師や薬剤師などの医療スタッフで構成されたチームによって達成されています。

　本書では、皆さまが普段関心を持たれている疾患に対して、当院の医療スタッフが分かりやすく丁寧に解説しています。ぜひご一読いただき、受診の一助としていただければ幸いです。

　今後も安全で安心な高度医療の提供をめざし、「滋賀県に住んでいて本当によかった」と思ってもらえるよう、県民の皆さまの健康増進に努めてまいります。

2021年10月

理念

心のふれあいを大切にして安全で質の高い医療福祉を創生し提供する。

指針

1. 県民とともに健康の回復・保持・増進に寄与する。

2. 高度医療および全県型医療を展開する。

3. 将来の医療福祉を追求し実践へと発展させる。

病 院 概 要　　　　　　（2021年9月現在）

病院名	滋賀県立総合病院
創　立	1970年12月1日
所在地	〒524-8524　滋賀県守山市守山五丁目4番30号
電　話	077-582-5031（代表）
URL	https://www.pref.shiga.lg.jp/kensou/
病床数	535床
診療科	血液・腫瘍内科、糖尿病・内分泌内科、老年内科、免疫内科、脳神経内科、循環器内科、腎臓内科、消化器内科、呼吸器内科、総合内科、外科、乳腺外科、整形外科、形成外科、脳神経外科、呼吸器外科、心臓血管外科、泌尿器科、産婦人科、眼科、耳鼻いんこう科、皮膚科、麻酔科、放射線診断科、放射線治療科、緩和ケア科、歯科口腔外科、リハビリテーション科、病理診断科、精神科救急科、小児科

沿革

1970 年 12 月	成人病センター開設、業務開始（集団検診、施設検診、検診ベッド 30 床）
1975 年 6 月	成人病センター第 2 期工事（病院棟）竣工
1975 年 10 月	外来診療開始
1976 年 5 月	第 1 病棟開設（51 床）
1977 年 5 月	第 2 病棟開設（52 床）
1978 年 5 月	第 3 病棟開設（51 床）［延べ 152 床］
1980 年 3 月	救急特殊病棟開設（ICU 4 床、CCU 4 床）
1983 年 2 月	成人病センター第 3 期工事（西館）竣工
1983 年 7 月	西館 3、4 病棟開設（121 床）
1984 年 5 月	西館 5 病棟開設（46 床）
1985 年 5 月	西館 6、7 病棟開設（100 床）
1986 年 5 月	西館 8 病棟開設（47 床）［延べ 466 床］
1988 年 8 月	MR 棟開設
1990 年 2 月	診療支援棟開設
1999 年 4 月	成人病センター研究所開所
2001 年 2 月	救急告示病院指定
2002 年 1 月	病院機能評価（Ver 3.1）認定
2002 年 4 月	臨床研修病院指定
2002 年 8 月	地域がん診療拠点病院指定
2002 年 9 月	成人病センター改築第 1 期工事竣工
2003 年 1 月	新館開設（284 床）［延べ 541 床］
2007 年 1 月	病院機能評価（Ver5.0）認定
2009 年 2 月	都道府県がん診療連携拠点病院指定
2012 年 3 月	病院機能評価（Ver6.0）認定
2016 年 8 月	成人病センター改築工事第 2 期工事竣工
2016 年 11 月	新館増築部分開設（252 床）［延べ 535 床］
2017 年 1 月	病院機能評価（3rdG：Ver1.1）認定
2018 年 1 月	滋賀県立総合病院に改称
2020 年 5 月	新型コロナウイルス感染症重点医療機関指定

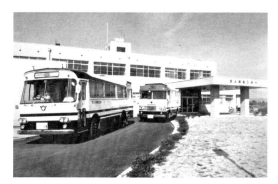

1970 年 12 月 成人病センター開設

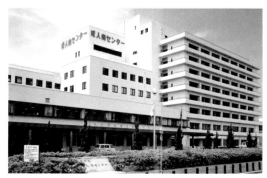

1986 年 5 月 西館 8 病棟開設

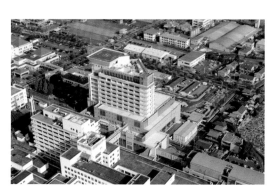

2002 年 9 月 成人病センター改築第 1 期工事竣工

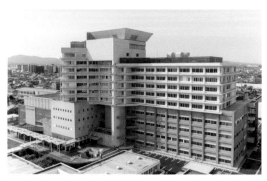

2016 年 8 月 成人病センター改築工事第 2 期工事竣工

Q&Aでわかる［がん診療］

Q&Aでわかる [一般診療]

Q&Aでわかる[チーム医療]

＊本書掲載の情報は2021年9月現在のものです。

高度専門医療で
患者さんの健康回復に
最大限努力

病院を受診するときに知っておきたいこと気をつけたいこと

看護部
山中 寛惠
やまなか ひろえ
部長

紹介や予約がなくても受診できますか?

当院は滋賀県の高度・専門医療を担う総合病院として、原則、地域の診療所などから紹介のあった患者さんを診察しています。そのため、初めて受診される場合は、事前に予約の上、かかりつけ医師の紹介状を持参ください。紹介状がない場合は、厚生労働省の定めにより、診察料とは別に選定療養費が必要になります。

また、予約を取らずに来院されますと、診察まで長時間お待ちいただく場合があります。

外来診療受付時間	午前8時30分〜午前11時 ※予約患者受付機は8時15分から
診療開始時刻	午前9時
休診日	土・日・祝日・年末年始

受診の際に心がけることは何ですか?

1. 伝えたいことはメモして準備しましょう。
・主治医にとって、症状や経過を正しく把握することが治療の第一歩です。診察の際にしっかり伝えられるように、メモに書き留めましょう。
・不安に感じていることも紙に書き出しておくとよいでしょう。
2. よりよい関係づくりのために、ご協力ください。
病気を治療するためには、患者さんと医師や看護師との信頼関係が欠かせません。医療者にまかせるだけではなく、患者さん側からも自身の思いや考えを伝えていくことが大切です。

3. 自覚症状と病歴は「あなた」を伝える大切な情報です。
・**症状**：いつから、どこに、どのような症状が出たのか、診察までにどのような変化があったのか、時系列で整理しましょう。うまく説明できないことは、写真などにして持参するとよいでしょう。スマートフォン(携帯電話)などの写真でも大丈夫です。
・**既往歴**：現在治療中の病気と飲んでいる薬、これまでかかった病気と飲んでいた薬を伝えましょう。
・**その他**：飲酒や喫煙の有無、アレルギー、家族の病気なども重要な情報ですので、書き留めて主治医に伝えてください。
4. これからの見通しを聞きましょう。
診察の際には、主治医や看護師の話をしっかり聞いて、分からないことや不安なことがあれば、遠慮しないで質問しましょう。これからどうなっていくのか、どんな治療をするのかなどを聞くと、見通しが立てられ、自分が何をすべきかよく分かります。
5. その後の変化も伝える努力をしましょう。
・「よくなった」「変化がない」「悪くなった」……、どれも大変大切な情報です。
・情報を"伝え合う"ことが大切なコミュニケーションづくりになります。
6. 大切なことはメモにとって確認しましょう。
・治療の方法や今後の見通しなど、大切なことはメモを取りましょう。
・手術など、特に重要な内容は医療スタッフにメモを見せて、内容を確認してみるのも1つの方法です。
7. 納得できないことは、何度でも質問しましょう。
専門的な話なので、すぐに理解できないのは当然

です。分からないこと、納得いかないことは、何度でも質問してください。

8．治療効果を上げるため、お互いに理解が必要です。

患者さんは病気を早く完全に治してほしいと願うものですが、医療にも限界があります。医師も「最善の医療」が提供できるように努力いたしますが、すべてが完全ではありません。

9．よく相談して、治療方針を決めましょう。

治療方針は1つとは限りません。医師と話し合って、最もよい治療方法を決めていくことが大切です。

10．かかりつけ医を持ちましょう。

「かかりつけ医」とは、風邪など日常的な病気や軽いけがなど気軽に診てもらえるような、身近にある開業医院や診療所の医師のことです。

受診の際に「お薬手帳」を持っていく必要がありますか？

現在どんな薬を服用しているかはとても大切な情報であり、確認のためにも、「お薬手帳」は忘れずに持参ください。まだ持っていない場合は、調剤薬局でもらえます。

最近はスマートフォン（携帯電話）などに、「お薬手帳」のアプリを取り込むこともできます。

受診するときの服装は？

検査や診察などが受けやすいように、脱ぎ着しやすい服装でお越しください。（スーツや着物での受診は脱ぎ着に時間がかかりますので、お控えください）

また、感染症予防として、手洗い、咳エチケットおよびマスクの着用にご協力ください。

どの診療科を受診すればよいか迷うときは？

正面ロビーの紹介受付カウンター横に、「受診科相談窓口」を設けています。平日の午前9時から午前11時まで看護師が常駐していますので、気軽に相談ください。

セカンドオピニオン外来について教えて

当院以外の医療機関の診察を受けている方で、「ほかの医師の意見も聞いて、納得して治療を受けたい」という場合に、現在の主治医から提供された診断や治療の資料から、今後の治療に関する意見を提供し、参考にしていただくことを目的として、セカンドオピニオン外来を開設しています。

セカンドオピニオンをご希望の方は、がん相談支援センターに相談ください。

検査結果や治療方針の説明は、家族と聞くほうがよいですか？

病気の治療には、家族の方などの理解や協力が大きな支えになります。大切な説明の際には、ぜひ家族の方も一緒に聞いていただきたいと思います。

障害者や外国人の方への受診のサポートはありますか？

視覚障害・聴覚障害・身体障害のある方、また外国人の方で言葉（会話）が困難な方には職員がサポートしますので、安心して受診してください。

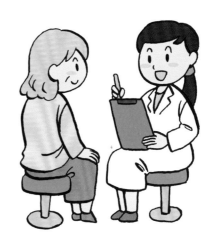

見えない敵
「新型コロナウイルス」
との闘い

感染管理室
はらだ ひでき
原田 英樹
室長

新型コロナウイルスの院内感染対策

2019年末より中国武漢で確認された新型コロナウイルス感染症は、その後あっという間に世界中に広がり、2021年9月現在も、日本を含め世界中で感染者数は増え続けています。ワクチン接種が始まりましたが、まだまだ感染対策を緩めるわけにはいかないようです。

新型コロナウイルスは、咳（せき）やくしゃみ、会話などで口・鼻から飛び出した唾液・鼻水などの飛沫やエアロゾルを、近い距離で直接吸い込んだり、空気中を漂うそれらの成分の一部を吸い込んだり、あるいはそれらが落下したところに触れた手で、口や鼻・目を触ったりすることで感染するといわれています。

特にエアロゾルによる感染が今回の新型コロナウイルスの特徴であり、換気が悪いとエアロゾルが漂う時間・距離が長くなるため、窓やドアを開けたり、空調を調整したり、密にならないなどの対策をとる必要があります。そして一人ひとりの対策として、飛沫やエアロゾルを出さない、吸い込まないことが大事であり、院内ではマスクの着用やアクリル板・ビニールカーテンで遮断する（さえぎる）などの対策をとるとともに、手からの感染を防ぐために手指消毒も徹底して行っています。

次に述べるような外来・病棟での適切な感染対策を実施することにより、通院・入院患者さんが安全かつ安心して医療の提供が受けられるよう、職員一丸となって、病院全体で取り組みを行っています。

外来での新型コロナウイルスの感染対策

外来を受診する多くの方は、病気を患（わずら）いその治療やコントロールを目的に受診します。その中には、新型コロナウイルス感染が疑われるような発熱や咳症状がある方もいますので、診断前に本人の自覚がないまま感染症を広げるリスクが生じます。

そのため、当院では入館時の体温測定などを行い（写真1）、新型コロナウイルス感染症が疑われる方の早期発見を行うとともに、双方の感染リスクを下げるためにマスクの着用を義務化しています。

また、新型コロナウイルス感染症が疑われる方は、他の患者さんと接触しないようスペースを分けて、安全に診療できるよう努めています（写真2）。

さらに地域の医療機関と連携した地域外来検査センターや、感染症の疑いのある患者さんの鑑別診断を専門に行うトリアージ外来なども設置し、迅速かつ適切な診断、治療、感染対策を実施しています。

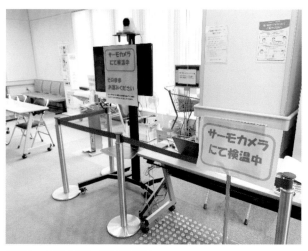

写真1　病院入り口での体温測定

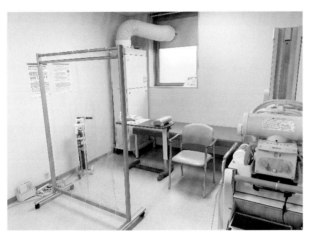

写真2　新型コロナウイルス感染症が疑われる患者さんの診察室

病棟での新型コロナウイルスの感染対策

入院生活を送る病棟は集団生活の場であり、患者さんは病気などで免疫力が低下している状態です。そのため感染対策が破たんすると、感染が拡大する危険性がありますので、患者さんには手指衛生やユニバーサルマスク*の徹底などの対策について協力を依頼しています。また外部からの感染を防ぐために、許可を得ている方以外は面会を禁止とし、衣類の交換についても決められた時間でお願いしています。

一方で、新型コロナウイルス感染患者さんの受け入れも行っています。

専用病棟を病室、廊下、スタッフの待機場所など、感染の危険性によって区分し、危険性の高い病室には空調装置を設置するなど環境を整備しています。また、スタッフが区分されたそれぞれの場所で、適切な防護用具の着脱や手指衛生が実施できるよう、教育や指導を繰り返すことで、他病棟への感染や職員の感染を防いでいます。

さらに、新型コロナウイルス感染症での療養で不利益（感染症拡大防止のための隔離や、感染症への偏見などにより、必要な医療やケア〈援助〉が、感染症以外の患者さんと同様に提供されないこと）が生じないよう、各職種や各専門チームが協働することにより、安心して治療に専念できるよう支援しています。

私たちは新型コロナウイルス感染の方とそうでない方、どちらへも必要な医療が提供できる体制が維持できるよう努めています。

*ユニバーサルマスク：コロナ以前の時代には、咳やくしゃみなどの症状のある人にマスク着用が推奨されていたのに対し、コロナ時代には症状の有無にかかわらず、人との距離が保てない環境ではすべての人がマスクを着用する「ユニバーサルマスク（Universal Masking）」という概念が急速に普及しています

新型コロナウイルス感染症の検査体制

当院では、現在、新型コロナウイルスに対する検査として、核酸検出検査（PCR検査、写真3）、抗原検査（定性）を院内で実施しています。

核酸検出検査では、新型コロナウイルスの遺伝子を特異的に増幅するPCR法を用います。検査にかかる時間はおよそ3時間で、午前中に提出された検体は当日中に結果が出ます。

抗原検査は、新型コロナウイルスに含まれるタンパク質を検出する検査法です。検体採取後約30分で結果が出ますが、ウイルス量が少ない場合は陰性となることもあり注意が必要です。

発熱があり当院を受診した患者さんのPCR検査、濃厚接触者となりPCR検査が必要とされた方の検査を院内で実施しています。また全身麻酔で手術を行う患者さんを対象に、手術前にPCR検査を実施し、術後の病状への悪影響を防ぎ、院内でのクラスター発生の起点とならないよう、感染対策を行っています。

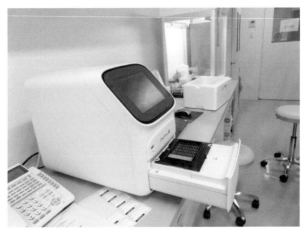

写真3　PCR検査装置

のぞいてみよう！
最新の医療技術に対応した
進化していく手術室

臨床工学部
森井 淳夫
もりい　あきお
主任主査

はじめに

当院には 12 の手術室があります。その中には手術支援ロボット（ダビンチ）を用いた手術を行う手術室、人工関節や人工弁の植込み、脳腫瘍の手術を行うバイオクリーンルーム、高性能な画像診断装置を併設したハイブリッド手術室を備えており、高度かつ最新の医療技術に対応することができます。

術式の多様化や低侵襲化（体への負担を少なく）等、医療情勢が変化するなか、当院では最新の医療機器を導入するなど、日々アップデートを重ねています。

未来がここに！ ロボット支援手術

医療技術の進化とともに、手術のあり方も大きく変化してきました。手術といえば、外科医がメスを手にして患部を大きく切り開くというイメージでしたが、さまざまな分野の研究開発によって医療機器や器具などが革新的に発展し、より患者さんにやさしい手術が生まれました。例えば、カメラや器具を体内に挿入して行う内視鏡下の手術です。

さらにこれが進化して、ロボット技術を使った手術支援ロボット（写真 1、2）が開発されました。術者の手振れがなくなり、高精細な 3D 画像をもとに多関節の器具を操作して手術を行うことが可能になりました。ロボットのアームは人間の腕よりも可動範囲が広いため、ストレスなく自由に操ることができます。わずか 10mm の孔を 4 か所ほど開けるだけでも、実際に体内に手を入れている感覚で手術が行えます。残すは触感。これはまた、未来の研究者に託します。

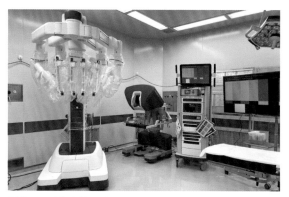

写真1　手術支援ロボット
左よりペイシェントカート、サージョンコンソール、ビジョンカート

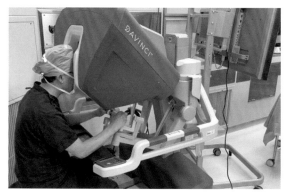

写真2　サージョンコンソールの操作
術者は、患者さんより少し離れた場所から操作しています

透けて見える？ ナビゲーション手術

カーナビゲーションは、高度約 2 万 km を周回する GPS 衛星等の情報を元に位置を特定して地図上に示すシステムです。

この技術を手術に応用したナビゲーション手術システム（写真 3）は、手術前に撮影した CT や MRI 画像を 3 次元構築しておき、手術中は赤外線や磁場を使用して、患者さんと手術器具の位置関係をリアルタイムに表示させます。これにより、骨や腫瘍・血管の位置、手術器具やインプラントの角度、深さ

などを描写することが可能になりました。また顕微鏡装置に対しては、顕微鏡の接眼レンズを通した術野の像にナビゲーション画像をスーパーインポーズ[*]して表示することができます。

　病変部とその周囲を立体的に描写することで、手術の際にどこを切開してどの方向に進めば安全に病変部まで到達できるのかが分かります。病変の広がり、重要な神経や血管の位置、手術している部位がリアルタイムかつ正確に表示されるので、神経や血管を傷つけることなく病変部のみを切除することが可能となる重要なシステムです。

＊スーパーインポーズ：顕微鏡映像にナビゲーション画像を重ね合わせ
　て表示する技術

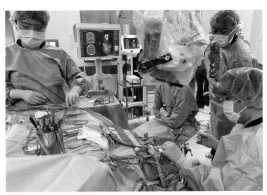

写真3　術中ナビゲーションの実際
開頭後に病変までのアプローチを確認しています

奥が深い！　3D 手術

　当院の内視鏡手術システムは、3D カメラに高精細な 4K モニターを搭載しています（写真4）。そのため極限まで拡大して手術を行うことができ、また術野の奥行きが描写される 3D 映像は、より直感的で正確な手術操作を可能とします。

　この内視鏡システムには、粘膜表層の毛細血管や粘膜微細模様を強調表示する NBI（Narrow Band Imaging、狭帯域光観察）、粘膜深部の血管や血流情報を強調表示する IR（Infrared、赤外光）観察などの特殊光観察機能があり、リアルタイムにがんの広がりが確認できるため、必要な組織だけを切除する際に役立ちます。NBI は、微細な病変の境界が判断で

きるとともに、薬剤を使用しないため患者さんの負担の軽減も期待できる技術です。IR は、組織を切除して、正常な組織を繋げた際の血流観察に用います。

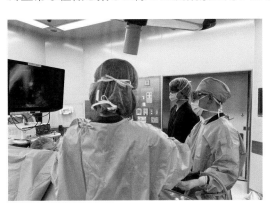

写真4　3D 内視鏡手術
4K モニターに映した 3D 映像を、専用メガネをかけて見ながら手術を行います

医療の進化論

　近年、科学的に根拠がある客観的な情報は速やかに医療に取り入れられています。これを EBM（Evidence Based Medicine、根拠に基づく医療）といいます。いま私たちにはこの根拠に加えて、資源と価値観のバランスをとりながら最善の医療を提供することが求められています。

　高度な手術を行うには医療機器と病院設備の連携が必要となり、患者さんの状態や手術の進行等の情報が統合されれば、手術の精度や安全性が向上することが期待されます。これには IoT（Internet of Things、機器同士のネットワーク接続）環境の標準化が必須となるため、各種の医療機器が異なるメーカーであっても情報が相互に接続されるシステムとなることが望まれます。

　次に見据えているのは、ICT（Information and Communication Technology、情報通信技術）と AI（Artificial Inteligence、人工知能）技術の医療への応用です。医療ビッグデータを収集し、それを活用することは疾病予防に有効であるとされており、この手法が手術に導入される日もそう遠くないと考えられます。次なるイノベーションに備え、私たちも進化を止めてはなりません。

救急科の開設──
当院の専門的医療をさらに
安心して受けていただけます

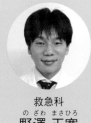

救急科
野澤 正寛
（のざわ まさひろ）
科長

救急科について

　2021年、当院に救急科が開設されました。これにより、現在では救急室に救急専門の医師と看護師が常駐しており、救急車で来院した患者さんに、迅速な救急診療を提供しています。

　当院はがん診療や高度専門医療を軸に、滋賀県内から多くの患者さんが受診しています。救急科の開設により、かかりつけの患者さんが急変されたときにも、安心して救急診療を受けていただけるようになりました。また、近隣地域から救急車で来院する初診の患者さんにも治療を受けていただきやすくなりました。

心肺停止患者さんへの対応

　心肺停止患者さんの救急車搬入に際しては、循環器内科と共同して診療にあたっています。これにより、心肺停止の原因が心臓にあった場合、速やかに心臓カテーテルによる治療を行うことができるほか、心肺補助装置（ECMO/PCPS）を用いた蘇生を行うことが可能となっています。

急性冠症候群の患者さんへの対応

　急性冠症候群が疑われる患者さんの救急車搬入に際しても、循環器内科と共同して診療を開始します。救急科が全身管理を行いながら、循環器内科が心臓の評価、心臓カテーテル検査の準備を行うことにより、安全かつ1分でも早い閉塞した冠動脈の再開通

をめざしています。

　また、当院は心臓血管外科も有することから、急性冠症候群に見えた症状が大血管病変であった場合も、他院に搬送を行うことなく緊急手術や管理を行うことができます。

脳卒中患者さんへの対応

　脳卒中が疑われる患者さんの救急車搬入については、救急科による全身状態の評価と安定化を行ったのち、CTやMRIなどの必要な画像検査を迅速に行います。

　脳神経外科や脳神経内科と協力し、緊急手術やカテーテルによる血管内治療、血栓溶解療法を行うことが可能となっています。

がん患者さんへの対応

　当院はがん拠点病院であり、がん治療を受けているかかりつけ患者さんが多いのが特徴です。そのため、がん治療を受けている方の救急受診の割合が高くなっています。

　がん患者さんが受診する救急の場面では、がんそのものの増大進展により臓器が圧迫されることによる症状や腸などが閉塞して起こる病気、がんからの出血、がん治療の副作用や合併症など、緊急治療を要するさまざまな病態があります。

　がん救急の領域であっても、救急科はまず全身状態を安定化させます。その後、必要な専門的対応を判断し、当該各科と連携を行います。また、終末期においても診療方針を確認しながら、緩和的な救急

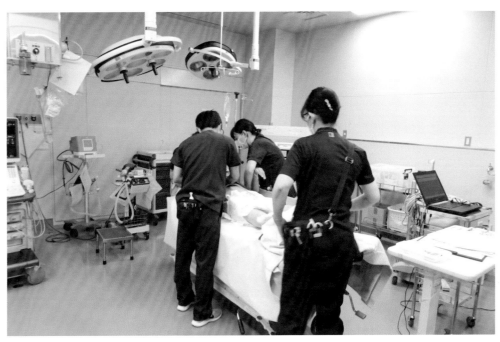

写真1　救急処置室の様子

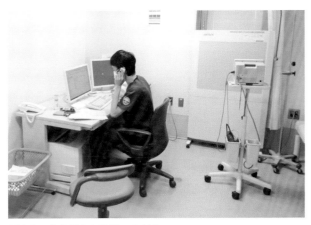

写真2　救急受入れ要請への対応

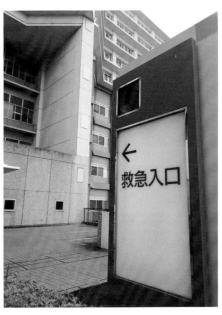

写真3　救急入口表示

診療を行うこともあります。

　救急科の設立により、当院ではさらに安心してがん治療を受けていただくことができます。

小児患者さんへの対応

　2021年には小児科も開設し、救急科の医師が兼任しています。したがって、当院の小児科は救急領域を専門としています。外来診療は開設しておらず、現在は主に新型コロナウイルスに感染した小児患者さんの入院管理を行っています。

　また、隣接する滋賀県立小児保健医療センターは、滋賀県内の医療的ケア児[*]や重症心身障害児を診る基幹病院として、多数の小児患者さんが入院しています。当院は滋賀県立小児保健医療センターと連携し、これらの子どもたちの急変時にも対応しています。

　今後は小児患者さんの外傷や病気によって要請された救急車の受け入れも展開する予定です。

＊医療的ケア児：NICU（集中治療室）等に長期入院した後、引き続き人工呼吸器や胃ろうなどを使用した、たんの吸引や経管栄養など、高度な医療的ケアが日常的に必要な子どものこと

患者さんに合わせた選択が可能に —— 最新の心臓カテーテル治療

循環器内科
関 淳也
（せき じゅんや）
医長

どんなカテーテル治療が一般的ですか？

心臓カテーテル治療の対象となる病気は、狭心症や心筋梗塞（しんきんこうそく）といった、心臓に酸素や栄養を送っている冠動脈に動脈硬化（血管が硬くなり、柔軟性がなくなっている状態）が起こり、内腔（ないくう）（血管の中）が狭くなったり詰まったりした状態です。

現在、治療の主役となるのは、薬剤溶出性ステントといわれる再狭窄（さいきょうさく）（治療後に再び血管が狭くなり再治療が必要になる）の起こりにくい薬が塗ってある金属のチューブを病変部に留置し、血管の内腔を拡大して保持するPCI治療（経皮的冠動脈インターベンション）です（図1）。

最近では金属の材質や厚みが改良され、薬をとどめているポリマーという物質も人体にやさしいものを使用しており、旧来のバルーン（風船）治療やステント治療に比べて再治療を必要とする可能性が劇的

に減少しました。また、ステントを入れると、ステントが血の塊（かたまり）で詰まらないようにするために、血液をサラサラにする2種類の薬を一定期間飲んでもらう必要がありますが、ステントの改良に伴いその期間は以前よりかなり短くなってきています。

ステント以外の治療法ってあるの？

ステント以外には薬剤溶出性バルーンという、再狭窄を予防する効果のある薬が塗ってある風船で治療する方法もあります（図2）。以前入れたステントが詰まってきたときに使用することが多いですが、これを用いることで、条件が揃えばステントを入れずに治療することも可能です。特にステントという異物を入れたくない若い患者さんや、細く小さい血管や分岐部（血管の分かれ目）に病変がある患者さん、手術を予定している患者さんなどにはよい治療法と考えられます。

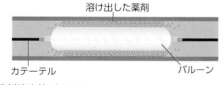

図2　薬剤溶出性バルーン
バルーン表面に再狭窄を予防する効果のある薬が塗ってあり、バルーンを病変部で拡張し、その薬が病変部に移行することで再狭窄を予防します

この治療のためには、血管を事前にできるだけきれいにしておく必要があります。風船治療（薬を塗っていない風船や刃のようなものがついた風船で病変部を先に広げる）やプラーク（血管を狭くしている組織）を削り取る器具、石灰化（石のような硬い組織）を削る特殊器具などを使用して治療を行います。ただし、血管の形や大きさなどで、この治療が可能かどうか決まりますので、一度相談してください。

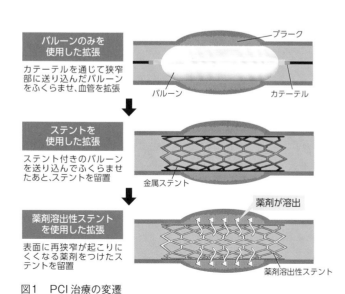

バルーンのみを使用した拡張
カテーテルを通じて狭窄部に送り込んだバルーンをふくらませ、血管を拡張

プラーク
バルーン
カテーテル

ステントを使用した拡張
ステント付きのバルーンを送り込んでふくらませたあと、ステントを留置

金属ステント

薬剤溶出性ステントを使用した拡張
表面に再狭窄が起こりにくくなる薬剤をつけたステントを留置

薬剤が溶出
薬剤溶出性ステント

図1　PCI治療の変遷

予防から最新の治療まで チームで脳卒中の克服を めざします

脳神経外科
北条 雅人
科長

脳神経内科
長谷川 浩史
科長

チームで脳卒中に立ち向かいます

突然、脳の血管が詰まったり破れたりしてしまう病気が脳卒中です。わが国での死因の上位を占めているだけでなく、寝たきりになってしまう原因の第1位という重要な病気で、高齢化にともない、その対策が大きな課題となってきています。

脳卒中を治療していく上で最も重要なことは、予防から急性期の治療、リハビリテーションまで、一貫して行うことです。しかし、1つの診療科だけで行うには限界があり、複数の診療科がさまざまな医療従事者とチームを構成して、治療に立ち向かっていく必要があります。これを実現するのが脳卒中センターです。

いつでもあらゆる治療が可能です

当院は一般社団法人 日本脳卒中学会から、一次脳卒中センターとして承認されています。脳卒中センターでは、脳神経外科医と脳神経内科医が中心となり、さまざまな医療従事者が協力して治療にあたっています。この体制が、脳卒中の効果的な治療に大きく貢献しています。

脳卒中の治療は時間との闘いであり、当院では24時間365日、薬での治療も、手術での治療も、カテーテルでの治療も開始することが可能です。特に脳の血管が詰まってしまう脳梗塞は、一刻も早く治療を開始することが重要です。血管が詰まってから早期に治療を開始すれば、血の塊（血栓）を溶かす強力な薬（rt-PA）を使ったり、カテーテルで直接血栓を除去したりする治療が可能となります。このような治療はここ数年の間に大きく進歩し、閉塞した血管を再開通させることによって、劇的に症状が改善することが期待できます（Q44「脳梗塞」の項〈100ページ〉を参照してください）。

最新の技術で最善の治療をめざします

カテーテル治療の発展は日進月歩です。脳の血栓を取り除くための道具、破裂した脳動脈瘤を閉鎖して治療するためのコイル、細くなった動脈を拡張して治療するステントなど、新しい器具や材料が次々に開発されています。手術での治療も、手術中に血管の中の血の流れを写し出すなど、道具や技術がめざましく進歩し、治療の安全性が格段に向上しています（Q45「脳動脈瘤、くも膜下出血」の項〈101ページ〉を参照してください）。

さらに当院は、設備面でも充実しています。ハイブリッド手術室（写真、カテーテルでの治療と直接切開する手術とが可能です）、3テスラMRI（鮮明な画像を撮影して診断することができ、脳ドックでも活躍しています）、PET（図、正確に脳血流を評価することができます）などを活用し、治療にあたっています。

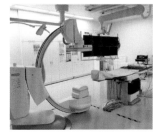
写真 ハイブリッド手術室

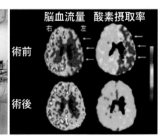
図 PETで脳血流を評価してバイパス手術で治療

生活を維持しながら治療
——がんの薬物療法は
通院で受ける時代です

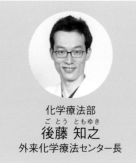

化学療法部
ごとう ともゆき
後藤 知之
外来化学療法センター長

抗がん剤治療は通院でできるの？

　かつては入院で行うことが多かったがん薬物療法（抗がん剤治療）も、今はほとんど外来通院で受けることが可能です。治療のスケジュールは使っている薬によっても異なりますが、多くの場合は数週間に一度来院して、担当医の診察で効果や副作用の状況を確認しながら、外来通院での点滴や飲み薬による治療を行うのが一般的です。点滴薬の場合は、外来エリアの一角にある外来化学療法センターで治療を行っています。

　もちろん、仕事を続けながら治療を受けたり、農作業・家事や育児・趣味の活動などをしながら通院治療を受けている患者さんもたくさんいます。私たち外来化学療法センターのスタッフは、皆さんががんの治療のためにこれまでの生活をすべて諦めたり変えてしまったりするのではなく、可能な限り今までの生活を維持しながら、がん治療を続けていくことが大切だと考えています。

　当院は外来化学療法センターに、外来通院での抗がん剤治療の専用室としては県下でも多い、ベッド数25床を備え、多数の専任スタッフがおり、治療水準・経験数・患者満足度のいずれにおいても高いレベルを達成していると自負しています。

　がん化学療法の進歩はめざましく、高い専門性が要求されます。がん化学療法を受ける患者さんの数は年々増加していますが、私たちは滋賀県のがん診療連携拠点病院として滋賀県のがん患者さんの期待に応えるべく、がん化学療法に関する業務の充実・改善に努めています。通院での抗がん剤治療でも、

安心して受診ください。

治療の副作用が心配という方へ

　近年は、副作用を抑えるための吐き気どめやしびれを軽減するための工夫が進歩したおかげで、抗がん剤の副作用は飛躍的に軽減できるようになりました。

　副作用の中には、血液検査やX線検査で測定できないものもあります。例えば、がん治療に使う薬の中には食欲不振や手指のピリピリしたしびれ感が出る薬がありますが、血液検査などで食欲の有無や、しびれ感の強さを測定する方法はありません。ですから、治療中もどのような症状があるのかを我慢して1人で抱え込んでしまうのではなく、「このような症状がある」「こういうことに困っている」ということを遠慮せずスタッフにお伝えください。

　がんの薬物療法では、できるだけ治療の効果を高めるためにどうしてもたくさんの量を使う必要があり、その副作用を完全にゼロにすることは簡単ではありませんが、極力副作用を抑えつつ治療を続けられるように、主治医やスタッフと相談して、薬の種類や量などを調整しながら治療を進めていきます。

通院治療中に体調に変化があったり、
相談したいことがあるときは？

　通院での治療を始める前に、外来化学療法センターに在籍している専任の看護師や薬剤師が、皆さんの抗がん剤治療中の日常生活で気をつけていただきたいこと、過ごし方の工夫、困ったときの対処法

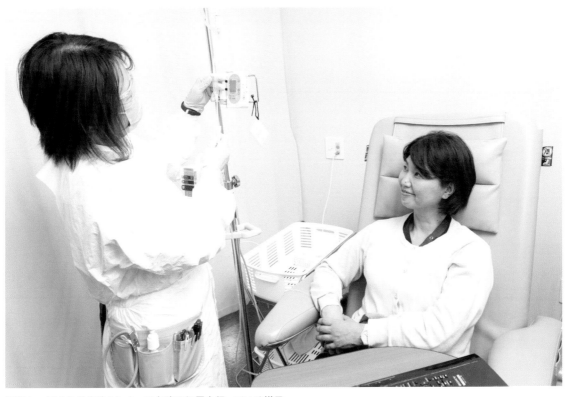

写真1　外来化学療法センターで点滴の処置を行っている様子

などについての説明をします。外来化学療法セン
ターに在籍している看護師や薬剤師は抗がん剤治療
のプロフェッショナルですので、ささいなことや気
になることは何でも相談ください。

　また、当院には精神科医や臨床心理士、介護福祉
や医療費の問題の相談ができるがん専門相談員や
ソーシャルワーカー、食事や栄養について一緒に考
える管理栄養士、リハビリテーションや手術後のリ
ンパ浮腫の専門家、遺伝に関係するがんの相談を行
う認定遺伝カウンセラーなど、多数のがんに関わる
職種の専門家が在籍しています。一人ひとりの病状
や生活の状況に応じて、外来化学療法センターのス
タッフからこれらの専門家チームに情報共有ができ
るように綿密な連携をとっています。

　私たちはがん治療にあたる皆さんが、できるだけ
苦痛や不安のない日々を過ごせるようにお手伝いし
たいと考えています。抗がん剤治療そのものに関す
る疑問でなくても、がんの治療中に出てくる悩みや
気になることを誰に相談すればよいのか分からない
ときは、ぜひスタッフに声をかけてください。

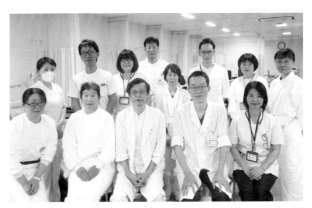

写真2　外来化学療法センターのスタッフ

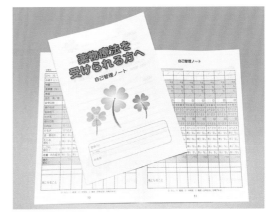

写真3　当院で使用している自己管理ノート

人工関節によって
以前の痛みのない生活を
取り戻すことができます

整形外科
宗 和隆
そう かずたか
科長

人工関節とは、どんなもの？

人工関節は股関節と膝関節が中心で、手術対象となるのは、ほとんどが変形性関節症です。軟骨がすり減り、骨同士が擦れ合うために痛みが出てきます。この病気は進行性で鎮痛剤は次第に効かなくなり、その副作用もあるので長期に使用することはお勧めできません。注射やリハビリも効果は一時的、限定的で、痛みによって日常生活や仕事に支障をきたすようであれば、人工関節を検討します（図1、2）。

人工関節の構造は、関節の一方にポリエチレン、もう一方に金属あるいはセラミックを使用したもので、正常な関節と同じように滑らかに動きます。変性した軟骨や変形した骨を削り、関節を人工のものに置き換えるのですが、固定方法にはセメントを使用する場合としない場合があり、関節の形状や手術する医師により異なります。変形性関節症のほかには、骨壊死や関節リウマチなどに人工関節を用いることがあります。

MIS（最小侵襲手術法）とは？

人工関節を体内に埋入するための手術方法は、実は何通りもあります。特に股関節においては、MIS（最小侵襲手術法）＊1という方法が、近年国内でも広がりつつあります。

股関節はいくつもの大きな筋肉に囲まれていて、従来の方法では多かれ少なかれ筋肉をいったん切り離すことが必要でした。手術中に損傷を受けた筋肉は元のようには回復しないため、なるべく損傷を少なくする手術方法が求められてきました。

MISは特殊な器具と手技を駆使して、筋肉の損傷を最小限にとどめることで、手術後の回復を促進し、早期社会復帰が可能になります。体にとってはやさしい手術である反面、手技自体は必ずしも平易とはいえません。MISを取り入れている病院でも、適応症例は限定している場合もあるので、一度専門医に相談してください。

＊1　侵襲：体への負担

人工関節置換術後の日常生活は
どうなるの？

人工関節置換術を受けた後は、以前と比べて不便になることは、ほとんどないといってよいでしょう。

痛みはほぼなくなり、関節の動きも改善されます。脚の長さも矯正され歩き方もスムーズになり、杖をつかなくても上手に歩ける場合には杖を使用する必要はありません。

また、軽い運動やレクリエーションも手術後2～3か月より徐々に始めてください。お勧めの運動はウォーキング、水泳、サイクリングなどですが、ジョギングは股関節の負担が大きく、避けたほうがよいでしょう。ダンス、ゴルフ、ゲートボール、ハイキングなどを楽しんでいる患者さんも多いです。1日の歩数の目安は4,000～5,000歩ですが、時に10,000歩を超えても大丈夫です。

手術から仕事復帰までの期間はデスクワークならば1～2か月、介護やレジの仕事は2～3か月でしょう。すぐに元の仕事に復帰するのではなく、徐々に以前の仕事に戻るようにしてください。しかし、

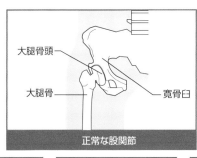

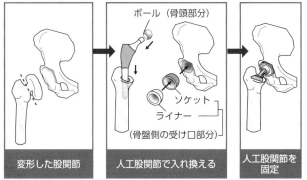

図1　人工股関節置換術

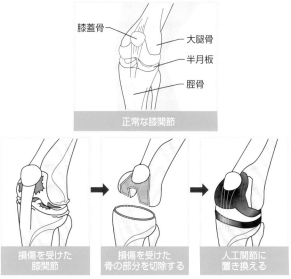

図2　人工膝関節置換術

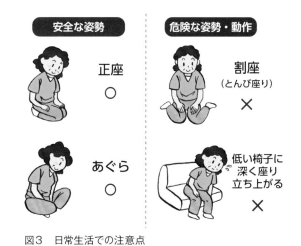

図3　日常生活での注意点

人工関節を長持ちさせるためには、重量物運搬などの重労働は避けたほうがよいでしょう。

日常生活での注意点を教えてください

人工股関節では、患者さんからの質問で最も多いのが脱臼に関することです。正座、あぐらは大丈夫ですが、割座（トンビ座り※2）は脱臼の恐れがあるので要注意です。また、低い椅子に深く腰掛けて立ち上がる際には、股関節が深く曲がるので、あまり低い椅子には座らないでください（図3）。

人工股関節と人工膝関節の手術後は、必要に駆られて走る程度は問題ないのですが、トレーニングのために毎日何キロも走ること、階段の昇降を何回も繰り返すことは避けてください。

また、人工関節の合併症として感染症があり、手術後何年経過しても起こりうるものなので注意が必要です。手術部位が赤く腫れて痛む、今まで調子よかったのに最近痛みが出てきた、などの症状があるときにはすぐに受診してください。感染初期ならば抗菌剤のみ、または手術した部位の洗浄だけで治癒させることができます。

＊2　割座（トンビ座り）：正座の状態から両足を外にして、お尻を地面にぺたんと付けた座り方

人工関節は何年ぐらい持つの？

人工関節の手術をしてから20年以内に入れ替え手術が必要となるのは20％、30年以内に入れ替え手術が必要となるのは30％程度という長期成績が出ています。逆にいえば、70〜80％の方は20〜30年持つということで、これは股関節も膝関節も大体同じ程度です。

再手術の原因はゆるみ、感染、脱臼などで、入れ替え手術をすれば、また痛みのない人工関節になります。再手術にはタイミングが重要で、手遅れになると骨折を起こしたり、入れ替え手術が難しくなったりするので、1年に1回X線検査でのチェックを必ず受けてください。

免疫力を利用した新たながん治療──がん免疫療法！

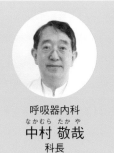

呼吸器内科
なかむら たかや
中村 敬哉
科長

がん免疫とは？

免疫とは、細菌やウイルスなどの異物が体内へ侵入することを防いだり排除したりして、体を守る力のことです。体の中に発生したがん細胞も免疫力により排除しており、この働きを「がん免疫」といいます。免疫には血液中の白血球などが中心的な役割を果たしていますが、中でもＴ細胞（Ｔリンパ球）にはがん細胞を攻撃する性質があります（図１）。

免疫力はいつも同じ状態ではなく、弱まったり、がん細胞によりブレーキがかけられたりすることがあり（図２）、その場合、がん細胞を排除しきれず、結果的にがん細胞の増殖を許してしまいます。

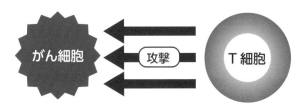

図1　ふだんはＴ細胞ががん細胞を攻撃して、がんの発症を防いでいます

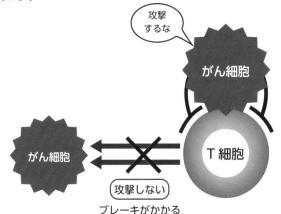

図2　がん細胞がＴ細胞に命令して、免疫にブレーキをかけてしまいます

がんの免疫療法とは？

がんの免疫療法とは、免疫力を利用してがんを攻撃する治療法です。治療効果や安全性が証明された保険診療での免疫療法は限られています。これまでに、いくつかの薬により免疫が攻撃する力を強める（アクセルをかける）治療法がありましたが、一部のがんでしか使われず効果も限定的でした。

最近の医学の進歩により、がん細胞のアンテナがＴ細胞の受け皿に結合し、「攻撃するな」という命令を送ることでＴ細胞にブレーキがかかり、がん細胞が排除されなくなる、という仕組みが解明されました。その仕組みを「免疫チェックポイント」といいます。免疫チェックポイント阻害薬は、Ｔ細胞の受け皿やがん細胞のアンテナに作用して、ブレーキがかかることを防いで免疫ががん細胞を攻撃する力を保つ、全く新しい治療薬です（図３）。この薬を使った免疫療法が、さまざまながんの治療を大きく変えつつあります。

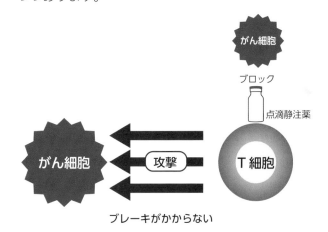

図3　免疫チェックポイント阻害薬がブレーキを解除して、再びＴ細胞ががん細胞を攻撃します

どんながんにでも使用できるの？

免疫チェックポイント阻害薬は、2014年にはじめて悪性黒色腫（メラノーマ）にニボルマブが保険診療で受けられるようになりました。その後、次々と承認され、ペムブロリズマブ、イピリムマブ、デュルバルマブ、アテゾリズマブ、アベルマブを加えた6つの薬が保険診療で使用できます（2021年5月時点）。

治療が行えるがんの種類や条件は、それぞれの薬によって異なります。例えば、ニボルマブでは悪性黒色腫、非小細胞肺がん、腎細胞がん、ホジキンリンパ腫、頭頸部がん、胃がん、悪性胸膜中皮腫、結腸・直腸がん、食道がんが保険適用ですが、「切除不能な進行・再発」などの条件がつく場合があります。治療法によって、単独で使う場合と、これまでの細胞障害性抗がん剤や、ほかの免疫チェックポイント阻害薬と組み合わせて使う場合があります。

どんな副作用があるの？

免疫療法には、細胞障害性抗がん剤で起こるような吐き気や嘔吐、脱毛、骨髄抑制（血液中の白血球・赤血球・血小板が減ってしまう）などの副作用は少ないですが、全身にさまざまな副作用（免疫関連有害事象）が起こる可能性があり（図4）、個人差が非常に大きいことが特徴です。

副作用は治療直後に起こる場合と、治療終了から数週間～数か月後に起こる場合があり、いつどのような副作用が起こるかを予測することが困難で、命にかかわるような重大なものも含まれます。副作用が起こったときにはそれを抑える治療が必要で、ステロイド剤や免疫抑制剤を使用することもあります。そのため、免疫療法を受ける場合は、副作用に十分対応できるようにしておくことが大切です。

治療を受ける前に、どのような副作用が起こりうるかよく理解しておき、できれば家族や身近な人の

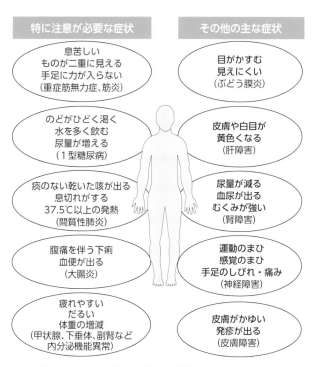

図4　免疫チェックポイント阻害薬の副作用

協力も得て、体調の変化に気づいてもらえるとよいでしょう。症状が現れたときは医療者に早めに相談してください。

どの病院でも治療を受けられるの？

免疫チェックポイント阻害薬には、重篤なものを含むさまざまな副作用がありますので、どの病院でも治療を受けられるわけではありません。薬剤ごとに施設基準が設けられており、がん診療連携拠点病院や特定機能病院などで、抗がん剤の使用や副作用対策に十分な知識や経験を持った医師などの医療者が勤務し、24時間の診療体制でCT検査や入院の対応が可能な病院に限られています。

なお、「自由診療として行われる免疫療法」が一部の医療機関で行われていますが、治療効果や安全性が証明されておらず、治療費は全額自費負担で高額です。また、自由診療として免疫チェックポイント阻害薬を保険適用とならないがんで使用したり、薬の量を減らして使用したりする医療機関がありますが、効果は不明ですので注意が必要です。

遺伝子の変化に応じて
治療薬を使い分ける ——
「がんゲノム医療」とは？

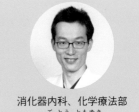

消化器内科、化学療法部
後藤 知之
ごとう ともゆき
医長兼外来化学療法センター長

がん遺伝子の変化を知ることは、
がんの原因と性質を知ること

　がんがどのような病気であるかについて、この数十年の研究により非常に多くのことが分かってきました。中でも最も大きな発見は、がんは私たちの体にある細胞の遺伝子に変化が積み重なることで生じる病気だということです。

　がん細胞も元をたどれば私たちの体の中にあった正常な細胞ですが、それが細胞の設計図である遺伝子の変化によって異常なふるまいをする状態になったものが、がん細胞です。遺伝子の異常が積み重なり細胞の性質に異常をきたすということは、遺伝子に生じた異常を知ることが、がんの治療の糸口をつかむことにつながっていくかもしれません。

がん遺伝子の変化は一人ひとり
少しずつ違っています

　これまでのがんの薬物療法は、同じ臓器のがんであれば全員が同じ治療薬の投与を受けるのが一般的で、肺がんには肺がんの治療薬を、大腸がんには大腸がんの治療薬を、乳がんには乳がんの治療薬を投与するという画一的な治療を行ってきました。以前はがんの治療薬の種類も少なく、またがん細胞の性質に関する研究が進んでいなかったので、このような治療を行うしかなかったのです。

　しかし、21世紀に入ってから遺伝子解析技術が急速に進歩したことによって、状況が一変しました。皆さんは、肺がんのゲフィチニブや乳がんのトラス

ツズマブといった治療薬の名前を耳にされたことがあるでしょうか。これらの治療薬は、遺伝子の変化によって起こった細胞の異常を狙い撃ちにする、分子標的薬と呼ばれる新しいタイプの治療薬です。ゲフィチニブはEGFRという遺伝子の異常な活性化を起こしたがん細胞に対して、またトラスツズマブはHER2というタンパク質を過剰に作り出したがん細胞に対して、高い治療効果を示す分子標的薬です。

　このような治療薬が普及してくると、同じ臓器に起こったがんでも、個別の遺伝子の変化に応じてさまざまな治療薬を使い分ける必要が出てきました（図1）。こうした遺伝子の変化のタイプに応じて治療薬を使い分ける新しい時代のがん治療を、「がんの個別化医療」や「がんゲノム医療」と呼んでいます。

　分子標的薬が狙い撃ちにすることができる遺伝子の種類は年々増加しており、患者さん一人ひとりのがんの性質に応じた最適な治療を行うためにも、がんゲノム医療が一層重要性を増してきています。

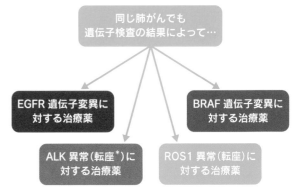

＊転座：染色体異常の一種。染色体の一部が正常の位置から別の位置やほかの染色体へ移動する現象

図1　がんゲノム医療がめざす、がん薬物療法のすがた（肺がんの場合）

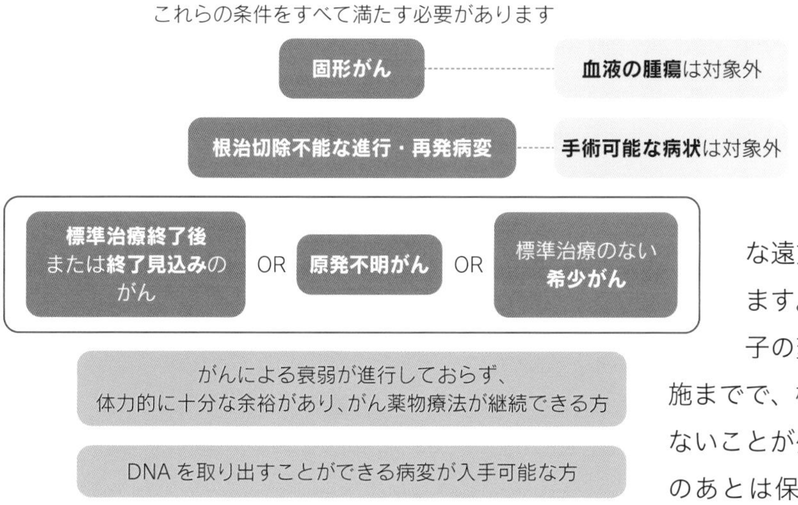

これらの条件をすべて満たす必要があります

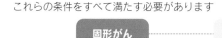

固形がん …… **血液の腫瘍**は対象外

根治切除不能な進行・再発病変 …… **手術可能な病状**は対象外

標準治療終了後または終了見込みのがん OR 原発不明がん OR 標準治療のない希少がん

がんによる衰弱が進行しておらず、体力的に十分な余裕があり、がん薬物療法が継続できる方

DNA を取り出すことができる病変が入手可能な方

図2　がん遺伝子パネル検査の対象となる範囲

がんの遺伝子を調べる遺伝子パネル検査

がん遺伝子パネル検査は、手術で切除した病変や生検で採取した細胞を用いて、がん細胞に生じた多数の遺伝子の変化を網羅的に調べるための検査で、一部のがん患者さんを対象に 2019 年より保険診療として行うことができるようになりました。これにより、がんの遺伝子変異に対して効果が期待できる薬があるかどうかを調べることができます。

がん遺伝子パネル検査は現在も発展途上中の技術で、国が定めた基準を満たす医療機関でしか行うことができませんが、当院は 2019 年 4 月よりがんゲノム医療連携病院の認定を受け、がん遺伝子パネル検査を実施しています。

がん遺伝子パネル検査の課題と問題点

残念ながら現状では、保険適用でがん遺伝子パネル検査を行うことができるがん患者さんには細かい条件が定められており、それらの条件を満たす方しか検査実施の対象となりません。検査を受けるための前提条件として、何よりもがんによる衰弱が進行しておらず、体力的に十分な余裕があることが必要です（図2）。

また、数百の遺伝子の異常を調べても、治療薬の候補が見つかる方は検査を受けた方の 10％程度し

かいないといわれており、がん遺伝子パネル検査を受けても治療薬の候補が見つからない方が少なくありません。

さらに現状で残されている大きな課題として、検査後の治療のために必要な遠方への通院や金銭的な負担の問題があります。保険適用で行うことができるのは遺伝子の変化を調べるがん遺伝子パネル検査の実施までで、検査後の治療薬はまだ保険承認されていないことが少なくないため、がん遺伝子パネル検査のあとは保険診療で治療薬の投与を受けられないケースが多いのです。治療を受けるために滋賀県外の遠方の医療機関に頻回の通院が必要となったり、治療薬が 10 割負担で高額療養費制度の対象にもならないため、月額数十万円もの自己負担が生じることもしばしばあります。

したがって万人にお勧めできる検査とは言いがたく、またパネル検査を希望された方の全員が受けられるというものでもありません（条件に該当するかどうか審査があります）。

まずは、現在のがん治療の主治医が提示する標準治療（現時点で最も確立されており、実績の認められている治療）を受けることをお勧めします。その上でなお体力的にも意欲的にも余裕があり、がん遺伝子パネル検査を受けたいと希望される方は、ぜひ一度主治医に相談してください（図3）。

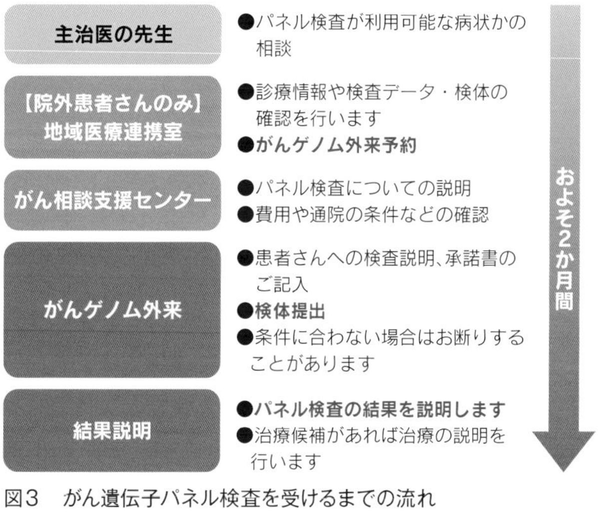

主治医の先生	●パネル検査が利用可能な病状かの相談
【院外患者さんのみ】地域医療連携室	●診療情報や検査データ・検体の確認を行います ●がんゲノム外来予約
がん相談支援センター	●パネル検査についての説明 ●費用や通院の条件などの確認
がんゲノム外来	●患者さんへの検査説明、承諾書のご記入 ●検体提出 ●条件に合わない場合はお断りすることがあります
結果説明	●パネル検査の結果を説明します ●治療候補があれば治療の説明を行います

およそ2か月間

図3　がん遺伝子パネル検査を受けるまでの流れ

インプラントを埋め込んで、聞こえを取り戻す──人工内耳の仕組み

耳鼻いんこう科
扇田 秀章
（おうぎ た　ひであき）
副部長

人工内耳とは？

音の振動は鼓膜から耳小骨（じ しょうこつ）を経て、内耳の蝸牛（か ぎゅう）へと伝わります。蝸牛には有毛細胞（ゆうもうさいぼう）が数千個並んでいて、音が伝わるとそれぞれの周波数に対応した有毛細胞が振動します。有毛細胞は音の振動を電気信号に変換する働きをしており、有毛細胞で変換された信号は、聴神経を経て脳に伝えられます。

人工内耳（じんこうない じ）はインプラント（体内機器）とプロセッサ（体外機器）で構成されており（図）、手術でインプラントを埋め込み、インプラントから出ている電極を蝸牛内に挿入します。プロセッサにはマイクが内蔵されており、マイクで拾った音はプロセッサで信号処理され、インプラントへと送られます。人工内耳により、音の信号を電気信号へと変換して聴神経を直接刺激することで、有毛細胞の機能を代替して、聴力を獲得することができます。

人工内耳は、聴覚障害があり、補聴器での装用効果が不十分である方に対する唯一の聴覚獲得法です。[*1]

＊1　装用：装着して使用すること

人工内耳の適応は？

人工内耳の適応基準は、成人と小児で少し異なります。

成人では、高度難聴（聴力レベルが70～89dBHL[*2]）の方で、補聴器を使用しても十分な聞こえが得られない方や、重度難聴（聴力レベルが90dBHL以上）の方が対象となります。

＊2　dBHL（デシベル・エイチ・エル）：難聴の程度（聴力レベル）を表す単位。聴力レベルとは、その人が聞くことができる一番小さい音の大きさをいいます。

人工内耳の聞こえ方

人工内耳の手術を受けて1～2週間後に、プロセッサ（体外装置）を装着して、初めて聞こえるようになります。

人工内耳から聞こえる音は「金属が鳴っているような音」あるいは「ロボットがしゃべっているような音」に聞こえることが多いようです。人工内耳を使用することで、多くの方が1対1での日常会話が可能となりますが、多人数との同時会話や、騒音下での会話は難しいことが多いです。人工内耳から聞こえる音に慣れ、効果的に聞き取れるようになるまで、数か月程度要することが多く、人工内耳の使用を続けることで、聞き取りが改善します。

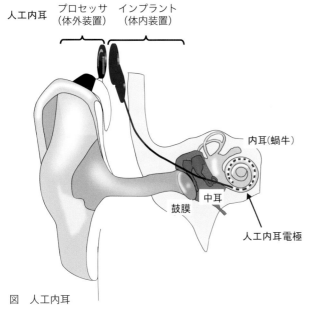

図　人工内耳

Q & A でわかる

がん診療

Q1

消化器内科 — 胃がん、大腸がん（内視鏡治療）

胃がん、大腸がんは内視鏡で切除できるのですか？

消化器内科
まつむら かずよし
松村 和宜
科長

Q 早期の胃がん・大腸がん、大腸のポリープは内視鏡治療で治せるの？

A 早期がんに対して行われている内視鏡治療は、開腹手術に比べて入院日数が短期間ですみ、また、体への負担も軽くできるため、従来の外科治療に代わる新しい治療法として注目されています。

内視鏡治療の代表的な手技として EMR（内視鏡的粘膜切除術）法（図１）と ESD（内視鏡的粘膜下層剥離術）法（図２）があります。EMR 法はスネアという金属の輪で腫瘍を締め付け、高周波電流を流して病変を切除することができます。ESD 法は少し大きな病変に対して、針状の特殊なメスで病変の場所を剥ぎ取ることができます。

すべての胃がん・大腸がんを内視鏡で切除できるということではありませんが、表面的な腫瘍は内視鏡治療で治癒することができるようになりました。

内視鏡治療の手技と技術は日々進歩しており、安全性と根治*性は高くなっています。しかし、まれですが胃や腸の薄い壁を切除するため、穴があいたり、血が止まらなくなったりする場合があります。緊急

の開腹手術になる偶発症も起こりえますので、内視鏡治療は文書での同意が必要です。

＊根治：完全に治すこと。治癒

Q 内視鏡で治療できるようにするには、どうしたらいいの？

A 胃がんを早期に発見するために、以前から検診でのバリウムによる胃 X 線検査が有用とされてきました。しかし、最近はより精度の高い胃カメラの内視鏡検診が広がりつつあります。内視鏡検診はまだ十分な件数が行える体制が整ってはいませんが、年々施行する施設は増えてきています。

自治体が行う検診以外に、個人で行う人間ドックなど、健診での胃カメラを利用したりして、病気の早期発見に努力されている方も増えてきています。検診で見つかった胃がんは早期がんの割合が多く、内視鏡で治療する症例も多くみられます。

胃がんの予防としてピロリ菌の除菌があります。萎縮性胃炎（いしゅくせいいえん）の患者さんでは胃の中にピロリ菌という細菌が見つかる方が多く、ピロリ菌を除菌すると胃がんのリスクが下がるとされています。１週間という短期間ですが３種類の薬を内服し、約90％の方にピロリ菌の治療（除菌）が可能です。抗生剤を組み合わせて飲むので、アレルギーのある方などは慎重に考えてもらえればと思います。

大腸がんの早期発見には、便潜血検査という非常に優れた大腸がん検診の方法があります。便潜血検査は、便の中の目で見えない出血を調べるだけなので、苦痛もほとんどない非常によい検査法です。大腸内視鏡検査は、小さなポリープも発見できて非常

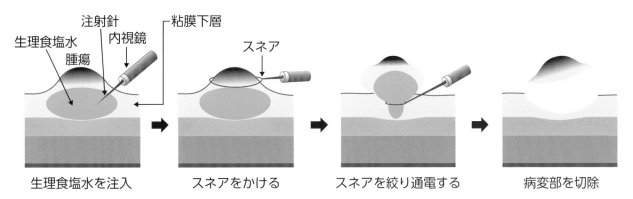

注射針　粘膜下層
生理食塩水　内視鏡
腫瘍　　　　　　　　スネア

生理食塩水を注入　　スネアをかける　　スネアを絞り通電する　　病変部を切除

図1　内視鏡的粘膜切除術（EMR）

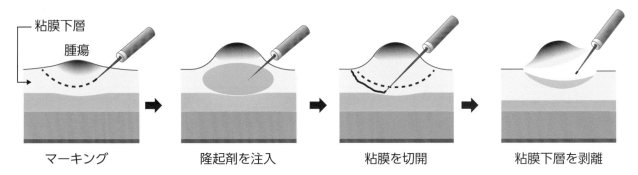

粘膜下層
腫瘍

マーキング　　　　隆起剤を注入　　　粘膜を切開　　　　粘膜下層を剥離

図2　内視鏡的粘膜下層剥離術（ESD）

に優れた検査法ですが、下剤を２リットル飲み、腸をきれいにしてお尻からカメラを入れるため、大変な検査であることには違いありません。

　便潜血検査で出血がみられた方（陽性）は、大腸内視鏡検査で精密検査を行います。便潜血検査や内視鏡検査で見つかる大腸がんは、お腹が痛くなったり、目で見える出血などの症状があってから受診するよりも早期に診断されています。

　滋賀県でも、自治体の大腸がん検診を年間に約６万人の方が受けています。その内、約６％の方が便潜血陽性となり内視鏡検査まで進んでいます。最終的には年間100人以上の方に大腸がんが見つかっています。

　ただ残念なことに、便潜血が陽性であっても３割の方は精密検査を受けずにそのままにしています。滋賀県では自治体職員の努力により、そういった患者さんは全国的な比率より少ないですが、精密検査受診率がさらに上がれば、より多くの大腸がんが早

期発見できる可能性は高くなります。

　大腸の便潜血検査はリスクもなく、大腸がんの死亡率の低下効果も証明されており、検診の優等生とされています。ぜひ多くの方に「大腸がん検診」の受診をお願いしたいと思います。

　「早期発見で内視鏡で治療できるように、胃がん、大腸がん検診を受診しましょう」

一言メモ

　早期の胃がんや大腸がん、大腸ポリープは、お腹を切らずに内視鏡治療で治癒させることができるようになってきました。早期に病気を発見し、内視鏡で治療できるようにするため、胃がん、大腸がん検診を受診しましょう。

Q / 2

外科 — 胃がん（外科治療）

胃がんの
外科治療とは？

外科
山本 道宏
（やまもと みちひろ）
副部長

Q 胃がんについて教えて

A 胃がんは男性に多く、50歳頃から増えて80歳代でピークを迎えます。男性では最も多く、女性では乳がん、大腸がんに次いで3番目に多いがんです。喫煙や塩分の多い食事、そして胃内にピロリ菌がいることが胃がん発症のリスクとされています。胃がんになる人はまだまだ多いですが、死亡率は減ってきており、適切な治療を行えば治りやすいがんの1つです。

Q 胃がん手術には、どんなものがあるの？

A ある程度進行したがんは、リンパ節転移の可能性が出てくるので、胃の切除が必要になります。胃がんの手術には、幽門側胃切除術、胃全摘術、噴門側胃切除術などがあります。ここでは、最も多く行われている幽門側胃切除について説明します（図）。

幽門側胃切除は、周囲のリンパ節とともに胃の出口側を3分の2程度切除します。その後、残った胃と十二指腸、または小腸とをつなぎます。

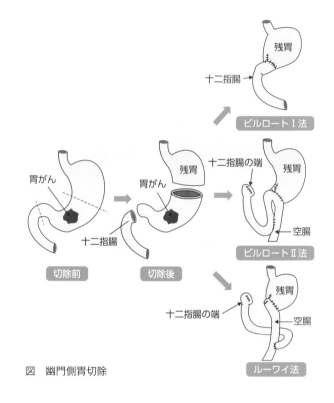

図 幽門側胃切除

Q 胃がんに対する腹腔鏡手術について教えて

A お腹に5～10mmの孔（あな）を複数あけ、そこからカメラと手術器具を腹腔（ふくうない）内に入れ、モニター画像を見ながら手術します（写真1）。傷が小さく痛みが軽いだけでなく、出血量も少なく、開腹手術に比べて体の負担が軽くなります。

当院では、2020年度に胃がんの手術を受けた患者さんは約60人で、そのうち半数以上が腹腔鏡手術（ふくくうきょうしゅじゅつ）でした。厳しい手術技術審査（合格率20％）に合格した、腹腔鏡下胃がん手術の資格を持つ医師（日本内視鏡外科学会技術認定医）が中心となって執刀しています。

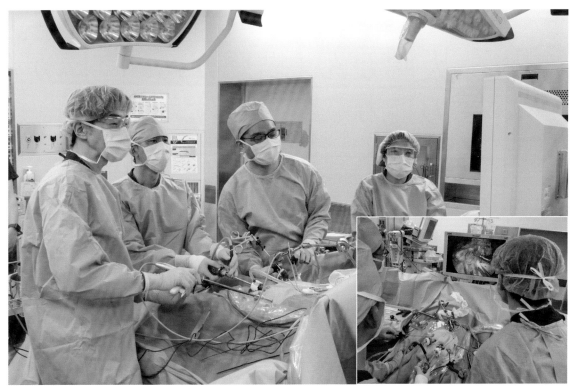
写真1　腹腔鏡手術

Q ロボット支援（ダビンチ）手術について教えて

A 2019年7月から、次世代の手術といわれるロボット支援下の腹腔鏡下胃切除を開始しました（写真2）。当院ではその実績が認められ、健康保険が適用されています。

ロボット支援手術の利点は、

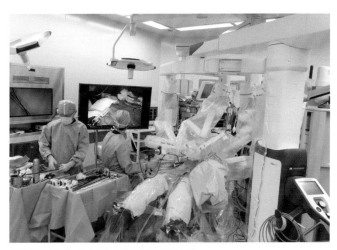
写真2　ロボット支援下の腹腔鏡下胃切除

・手術器具の先端に関節があり、腹腔内で道具を自由自在に操作できること

・手術器具の手ぶれが補正され、より正確に操作できること

・10倍まで拡大可能な高解像度の3Dカメラが内蔵されており、肉眼では認識困難な神経、微小血管などを識別しながら手術が行えること

などです。ロボットを用いれば、米粒1つの表面に小さな文字を正確に書くことも容易です。その結果、より精密に手術できるようになりました。実際、従来の腹腔鏡下胃切除術よりも、術後の合併症が少ないと報告されており、さらなる胃がんの治療成績向上が期待されています。

Q 手術後の経過は？

A 手術翌朝から見守り下での歩行を開始し、水分も摂取できます。手術4日目からお粥の食事が始まります。順調にいけば術後10日間程度で退院が可能です。

がんの進行度によっては、再発予防のために退院後1年間、副作用が比較的軽い抗がん剤を内服してもらうことがあります。

Q 3

大腸がん（結腸がん、直腸がん）の症状、治療とは？

外科
谷 昌樹（たに まさき）
医長

Q どんな症状で受診したらいいの？

A 検診が大切です。

国内で1年間に153,000人（滋賀県では約2,000人）が大腸がんと診断されており、最も多いがんです。大腸がんは比較的早期に発見できれば、治癒する可能性が高いがんですが、一方で進行した段階になると治る可能性は低くなります。

大腸がんに伴う症状には、便が細い、下血（げけつ）（お尻から出血する）や血便（便に血が混じる）、便秘や下痢、腹痛、貧血、腹部膨満感などがありますが、早期の段階では自覚症状はほとんどなく、進行してはじめて症状が出ることが多いです。症状が出る前の早期の段階で治療するには、検診を受けて早期発見することが重要です。

大腸がんの検診ではまず便潜血検査を行いますが、便に混じる目に見えないわずかな出血を検知する検査で、がん検診のなかで最も死亡率が下がるといわれています。ぜひ積極的に検診を受け、早期発見、早期治療につなげてください。

Q 大腸がんの切除方法は？

A 内視鏡治療と外科治療があります。

内視鏡治療は消化器内科で行う治療で、大腸カメラの内視鏡を使って大腸の内側からがんを切除するものです。適応は、がんが表面の浅い層にとどまるもので、リンパ節転移の可能性がほとんどない症例です。

一方の外科治療は、外科（消化器外科）で行う治療で、開腹手術や腹腔鏡手術（ふくくうきょうしゅじゅつ）といった手術のことです。適応は、内視鏡治療ができないもので、より広がっているがんが対象です。リンパ節転移の可能性があり広範囲に切除する必要があるため、がん腫瘍（しゅよう）の口側肛門側の計20cmの腸管と領域リンパ節を切除します（図1、2）。

腹腔鏡手術は二酸化炭素でお腹（なか）を膨らませ、小さな傷から長い医療器具を挿入して行う治療です。傷が小さいことから患者さんの体への負担は小さくなる一方で、高度な技術が必要です。

当院では、内視鏡外科学会のビデオ審査に合格した技術認定医（大腸）が2人在籍しており、大腸がん手術のうち8割を腹腔鏡手術で行っています。が

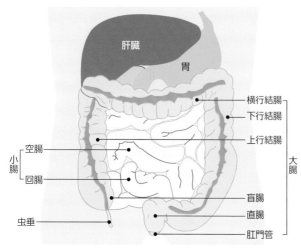

図1　大腸の仕組み（ピンクの部分が大腸です）

肝臓
胃
横行結腸
下行結腸
上行結腸
空腸
小腸
回腸
大腸
盲腸
直腸
虫垂
肛門管

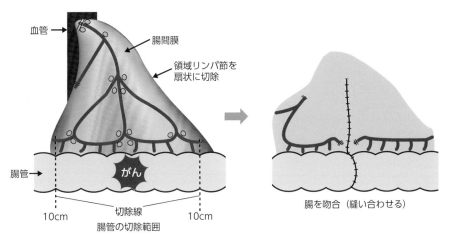

血管 →
腸間膜
領域リンパ節を
扇状に切除
腸管 →
がん
10cm
切除線
10cm
腸管の切除範囲
腸を吻合（縫い合わせる）

図2　結腸切除（D3 郭清）

ん手術の根治性*1、安全性、低侵襲性*2を第一に手術を行っています。

*1　根治：完全に治すこと。治癒
*2　低侵襲：体に負担の少ない

Q 大腸がんの薬物治療（化学療法）は？

A 化学療法は抗がん剤治療ともいいます。化学療法には、手術後の再発を予防するための補助化学療法と、手術でがんが取り切れない場合に行われる、延命を目的とする化学療法があります。

補助化学療法は、主に手術でリンパ節に転移があった患者さんに対して行うものです。飲み薬のみで行う場合と、飲み薬と点滴を併用する場合があり、通常6か月間の治療です。

延命目的の化学療法は、5FU、オキサリプラチン、イリノテカンを組み合わせた点滴による治療が基本ですが、最近では分子標的薬、がんの免疫治療剤などの新たな治療が可能になっています。

大腸がんの化学療法のほとんどは、日常生活を行いながら外来で行うことが可能です。それには副作用の対策が肝要ですが、当院は滋賀県で唯一の都道府県がん診療連携拠点病院です。総合病院という特長を生かし、院内各科と連携して副作用対策を行っています。

また、がん薬物療法認定薬剤師が2人、がん専門薬剤師が1人、がん化学療法看護認定看護師が2人在籍しており、化学療法を行う患者さんへチーム医療でサポートしています。

Q 大腸がんの予防法は？

A 大腸がんの発生は生活習慣とかかわりがあります。

赤肉（牛、豚、羊など）や加工肉（ベーコン、ハム、ソーセージなど）の摂取、喫煙、肥満、脂肪の過剰摂取により、大腸がんの発生する危険性が高まるといわれています。また、過度の飲酒も危険が高まります。少量では影響が少ないものの、大腸がんのリスクは1日46g以上（ビール約900ml、ワイン約400ml）で2倍、1日92g以上で3倍に増加するといわれています。

大腸がんの発生を確実に抑える有効な予防法はありません。バランスのよい食事、適度な運動、規則正しい生活が、大腸がんに限らず生活習慣病を予防することにつながります。

【参考文献】
1）厚生労働省ホームページ「全国がん登録 罹患数・率 報告（2017年）」
2）滋賀県立総合病院ホームページ「滋賀県の院内がん登録集計（2018年診断症例）」
3）大腸癌研究会編「患者さんのための大腸癌治療ガイドライン2014年版」
4）各種がん〔103〕「大腸がん」国立がん研究センターがん対策情報センター

一言メモ

大腸がんは早期の段階では、自覚症状はほとんどありません。また、進行したがんでも症状がないこともあります。早期発見できれば、治癒することも多いです。積極的に検診を受けて、早期発見、早期治療していきましょう。

Q4 直腸がんの最新治療とは？人工肛門のことを教えて

外科 — 直腸がん

外科
山田 理大
（やまだ まさひろ）
副部長

Q 直腸がんって、どんな病気？

A 直腸は肛門からおよそ15〜20cmの腸管で、肛門と協調して便を一時的に溜めておく働きと排便のための重要な機能を担います（図）。

直腸にがんができると、多くの場合は排便機能に障害を生じます。直腸がんに一番多い症状は血便です。さらに腫瘍が大きくなると、便秘や下痢などの便通異常や腹痛などが現れます。また、進行すると肺や肝臓、リンパ節などに転移します。しかし、早期のがんではほとんどが無症状であるため、大腸がん検診（便潜血検査）を受けることが早期発見に重要です。

Q 直腸がんは手術だけで治るの？

A 直腸がんの治療の中心は切除です。大腸カメラによる内視鏡治療の適応とならない場合は、手術が必要になります。

直腸は狭い骨盤の中で、周囲を重要な臓器（膀胱、前立腺、子宮、腟など）や自律神経に囲まれており、手術の難易度が高いとされています。近年では、お腹に小さな孔をあけて手術をする腹腔鏡手術の割合が増えていますが、さらに精密な手術が可能なロボット支援手術が2018年に保険適用となりました。当院でも積極的に行っており、高度な技術を必要とする直腸がんの手術において、根治性[*1]と肛門温存の両立と、排尿・排便などの後遺症の減少が期待されています（写真）。

肛門の近くに生じた進行直腸がんは、手術の難易度が高く、術後の再発率も高くなります。最近では、できるだけ再発を防ぎ肛門を温存できるように、手術と放射線治療・抗がん剤治療などを組み合わせた集学的治療が行われるようになりました。

直腸がんでは手術前に放射線治療を加えることにより、局所の再発リスクを低下させることが分かっています。放射線治療の効果を高めるために、通常は抗がん剤が同時に投与されます（化学放射線療法）。肛門に近い大きな腫瘍やリンパ節転移が疑われる進行がんに対して、肛門温存をめざし、がんの取り残しを防いで手術の確実性を高めるために、手術前に化学放射線療法を行っています。

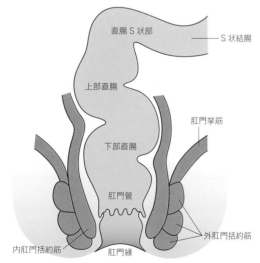

図　直腸を前からみた断面図
直腸は直腸S状部、上部直腸、下部直腸に分けられ、肛門管へ続きます。肛門機能を残すためには、肛門を締める括約筋の温存が必要です

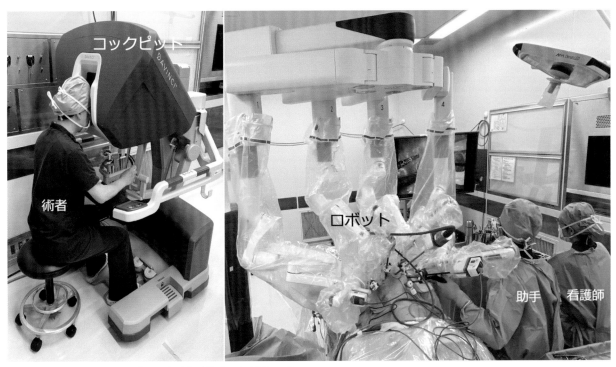

写真　当院でのロボット支援直腸がん手術（ダビンチ手術）の様子
術者はコックピットから遠隔操作でロボットを操作します。助手と看護師は患者さんの脇について、手術をサポートします

抗がん剤治療は、肺・肝臓・リンパ節などの他臓器に転移している場合に実施します。また、手術前にがんの広がりを小さくしたり、手術後の再発を抑えたりする目的で行います。大腸がんの抗がん剤治療は、通常は外来通院で行うことができます。

＊1　根治：完全に治すこと。治癒

 ## どんな場合に人工肛門が必要？

肛門から腫瘍までの距離がおおよそ3cm以上あれば、がんを含む直腸（がんの口側10cm、肛門側2〜3cm）を切除し、残った大腸と直腸・肛門を縫い合わせて（吻合／縫合）、肛門を残すことができます。手術直後の合併症を防ぐために一時的に人工肛門（ストーマ）をつくる場合もあります。一方、がんが肛門に近く、肛門を締める筋肉（外肛門括約筋）へがんが浸潤している場合は（図）、肛門を含めて直腸を切除しなければならず、永久人工肛門が必要となります。

＊2　浸潤：がんがまわりに広がっていくこと

 ## 直腸がん手術後の生活は？

退院後の生活で運動や食事に特別な制限はありませんが、手術後は排便の変化や腸閉塞に注意する必要があります。暴飲暴食を避け、刺激の強いもの・消化の悪いものを一度に大量に摂取するのは控えてもらいます。

がんの進行度（病期・ステージ）にもよりますが、手術でがんが取りきれたとしても、後に肺・肝臓・リンパ節などに再発・転移をきたすことがあるため、術後5年間は定期的に血液検査・CT検査・大腸内視鏡検査などを受けることが必要です。

一言メモ

当院では、ロボット支援手術や集学的治療など最新の技術を取り入れ、できるだけ肛門を温存し、再発と後遺症を少なくする治療を心がけています。また人工肛門（ストーマ）が必要となっても、手術前と同じように社会生活を送ることができるように、さまざまなサポートを行っています。

放射線治療科 — 食道がん

Q 5 食道がんは どんな病気ですか？

放射線治療科
山内 智香子（やまうち ちかこ）
科長

Q どんな症状が起こるの？

A 食道は飲み込んだ食べ物がのどから胃に運ばれる管のような臓器です（図1）。食道がんは、初期の場合にはほとんど症状がありませんが、飲食時のしみるような感じを自覚するかもしれません。

がんが進行してくると、飲食時のつまる感じや胸の違和感、痛みを感じるようになってきます。食道が非常に狭くなってしまうと、飲食物が通らなくなってきて、嘔吐を繰り返したりもします。そのた

め、体重が減少してきます。進行の具合やがんの場所によっては、胸や背中の痛み、咳や声のかすれなどの症状が出ることもあります。

Q どんな手術をするの？

A 手術は食道がんに対する標準的な治療です。食道がんはいくつかの部位に分けられ、がんができている部位によって少し手術の方法が異なります。基本的にはがんを含めて食道を切除し、同時にリンパ節とその周囲の組織を切除（リンパ節郭清）します。食道を切除しますので、食道の代わりとなる飲食物の通り道を作る手術（再建術）を行います。

1. 頸部食道がん：がんが小さい場合には、頸部食道のみを切除します。進行している場合は、のど（咽頭・喉頭）や全食道を一緒に切除します。のどを一緒に切除すると、首に呼吸をする気管の入り口（永久気管孔）を作ることになり、声帯がなくなるので声を出せなくなります。この部分のがんは、手術

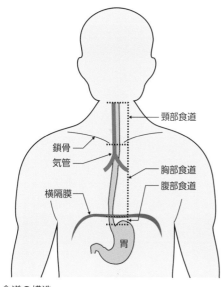

図1 食道の構造

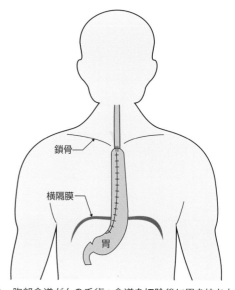

図2 胸部食道がんの手術：食道を切除後に胃を持ち上げて再建します

ができても放射線治療を選択することが多いです。

２．胸部食道がん：食道がんが最も起こりやすい部位です。胸部食道全部を切除し、頸部・胸部・腹部のリンパ節郭清を行います。

以前は頸部・胸部・腹部を大きく切開していましたが、最近では胸腔鏡や腹腔鏡を使用して小さな傷で手術しています。胃を引き上げて再建しますが、胃が使えない場合には大腸や小腸を用います（図２）。

３．腹部食道がん：食道と胃のさかいにあるがんでは、食道の上部を残して食道の下部と胃の上半分を切除する方法があります。食道の再建は残った胃や小腸を用いて行います。

４．バイパス手術：がんで食道が詰まってしまった場合に、がんは切除せずに胃や腸を用いて新しい飲食物の通り道を作る手術です。手術の代わりに食道ステント挿入[*1]を行うこともあります。

＊１　食道ステント挿入：食道の中に管状の器具を挿入して狭くなっている食道を広げ、飲食できるようにします

Q 手術以外の治療法はあるの？

A がんの進行具合や患者さんの年齢や体力によっては、手術以外の方法を選択することもあります。また、手術ができる状態であっても患者さんの希望によって、放射線治療が選択される場合があります。

１．内視鏡治療：内視鏡を用いて、食道の内側からがんを切除します。がんが食道内側の粘膜にとどまっている場合に行います。体には非常に負担の少ない治療法で、当院では早期発見と内視鏡治療を積極的に行っています。

合併症として、出血や穿孔（食道に穴が開いてしまう）、食道が狭くなってしまうことなどがありますが、多くの場合には内視鏡を用いて対処することができます。切除したがんは顕微鏡で詳しく調べます。その結果、手術や放射線治療を追加することがあります。

２．放射線治療：高エネルギーのX線をがんやその周囲に当てて、がんを治します。週に５日の治療を５〜６週間かけて行います。手術ができない進行したがんの患者さん、高齢やほかの病気のために

手術ができない患者さんでも行うことが可能です。治療の効果をよくするために、化学療法（抗がん剤治療）を併用することが多いです（化学放射線療法）。食道や胃など、臓器を切除せずに機能を残すことができるのが特徴です。

特に前述の頸部食道がんでは、気管孔を作る必要がないので声帯の機能を残すことができ、「生活の質」の観点から、手術ができても放射線治療を行うことが多いです。また、当院では強度変調放射線治療という、高度な放射線治療技術を用い、完治率を上げています（写真a、b）。

３．化学療法：化学療法だけでがんを治すことはできませんが、手術の前後や放射線治療と組み合わせて完治する可能性を高めます。

４．完治が望めない場合の治療：非常に進行した患者さんでは完治が望めない場合もあります。その場合でも、がんによる痛みを和らげたり、狭くなっている食道を広げたりするために、放射線治療を行うことがあります。

また、食事がとれるようにステントを留置したり、それも困難な場合には胃ろう[*2]を作って栄養を送り込んだりすることもあります。化学療法や免疫療法などの薬物治療を行うこともあります。

＊２　胃ろう：胃に水分や栄養を送り込むために、お腹に小さな穴を開けて胃にチューブを通すこと

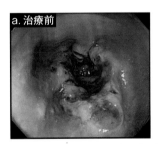
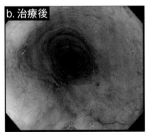

写真　切除不能な食道がんが化学放射線療法で完治した症例

一言メモ

食道がんの治療は、手術・内視鏡手術・放射線療法・薬物療法など、進行の程度や患者さんの体力、価値観などに応じて方針が決まります。食道がんの治療はどの方法も進歩してきています。治療選択の際には、主治医やその他医療スタッフに納得いくまで説明を受けることをお勧めします。

Q / 6

消化器内科 — 肝がん

肝がんの治療について
教えてください

消化器内科
松村 和宜
科長

肝がんとは？

A 肝がんには肝臓から発生する「原発性肝が
ん」と、胃や大腸など遠くの臓器に生じたが
んが転移してできる「転移性肝がん」がありますが、
一般的に肝がんというときは「原発性肝がん」のこと
を指します。この原発性肝がんの大部分は「肝細胞
がん」と呼ばれるもので、肝がんと言われたときは
肝細胞がんのことを指すのが一般的です。そのほか
に「肝内胆管がん」もありますが、ここでは肝細胞が
んを中心に説明します。

かつて、肝がんはC型慢性肝炎、B型慢性肝炎
などのウイルス性肝炎が原因となって発症するもの
が多くを占めていましたが、最近では生活習慣病の
増加などにより、非アルコール性脂肪肝炎（NASH
ともいいます）から発生する肝がんも増えてきてい
ます。

肝がんにはどんな治療があるの？

A 肝がんになる方はもともとの肝臓の機能が
悪い方が多いため、肝がんの進行度（図１）
だけでなく、残されている肝臓の機能がどの程度あ

るのかを考えながら治療方針を決定します。完全に
治癒することをめざすことができる病状の方は外科
手術による完全切除か、体表から肝臓に特殊な針を
刺して電磁波で腫瘍を焼き切る治療（ラジオ波焼灼
術）を行うことが多くなっています。

それに対して、腫瘍が大きかったり数が多いため
に外科手術や、ラジオ波焼灼術での治療ができない
状況の患者さんは、腫瘍に栄養を送っている動脈を
カテーテルを使って詰める肝動脈塞栓術（図２）を行
うか、抗がん剤による薬物療法を選択することが多
くなっています。以前は、肝がんに対して有効な抗
がん剤による薬物療法はあまりありませんでした
が、近年は分子標的薬や免疫チェックポイント阻害
薬という新しい薬剤が開発され、肝がんに対しても
抗がん剤による薬物療法を行う局面が増えてきてい
ます。また、特殊な場合においては放射線治療など
を行うこともあります。

このように肝がんの治療は残された肝臓の機能、
病気の進行度、年齢、体力など総合的に判断し治療
を行いますが、治療法が新たに開発されるにつれ複
雑にはなってきています。

カリフォルニアから来た娘症候群（The Daughter
from California Syndrome）という状態がありま
す。これは、これまで音信のなかった家族や遠方に
住む親類が唐突に現れ、セカンドオピニオンを求め
たり、決めた方針を覆し延命治療を求めたりして方
針が二転三転し、治療を受ける患者さんや最初から
病状を理解してサポートしていた方の意見が覆され
る状態のことです。

肝がんの治療では最初から家族で病状説明を聞き、
意見をまとめ方針を一致させて、複雑な治療法の中
からより良い治療を選択することが非常に大事です。

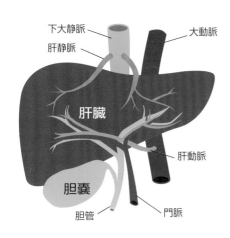

T因子 （がんの大きさ・広がり）	T1	T2	T3	T4
①腫瘍が1つ ②腫瘍の直径が2cm以下 ③脈管（門脈、静脈、胆管）に広がっていない	①②③すべて合致	①～③のうち、2項目が合致	①～③のうち、1項目が合致	①～③のうち、すべてが合致しない

ステージ分類

ステージⅠ	●T1 ●リンパ節転移なし	●遠隔転移なし
ステージⅡ	●T2 ●リンパ節転移なし	●遠隔転移なし
ステージⅢ	●T3 ●リンパ節転移なし	●遠隔転移なし
ステージⅣA	●T4 ●リンパ節転移なし ●遠隔転移なし	●T1～T4 ●リンパ節転移あり ●遠隔転移なし
ステージⅣB	●T1～T4 ●遠隔転移あり	

図1　肝臓の仕組みと肝細胞がんの病期分類

Q 肝がんを早期発見するためには？

A 肝がんはC型慢性肝炎、B型慢性肝炎など、慢性的な肝臓の病気を持った人から発生することが多いです。ウイルス性の慢性肝炎の方はがんを早期に発見するために、定期的に腹部エコーや腫瘍マーカーでチェックする必要があります。定期的にチェックしている場合は早期に発見できることが多く、治癒することも可能です。

「Q49 ウイルス性肝炎は治すことができますか？」（106ページ）で述べていますが、C型慢性肝炎は新しい抗ウイルス薬により、肝炎を治癒させることで肝がんの発生リスクを大きく減らすことができますので、C型慢性肝炎の方は積極的に治療すべきだと考えます。B型肝炎は治癒させることは現在では難しいですが、抗ウイルス薬を継続することで発がんリスクを抑えることができますので、同様に治療を考えたほうが良いと思います。

予防方法が進歩しているウイルス性慢性肝炎に対して、早期発見などが難しいのが非アルコール性脂肪肝炎（NASH）からの発がんです。NASHは肥満や糖尿病が関与する通常の脂肪肝に加えて、何らかの要因により肝炎が悪化し、肝硬変や肝がんへと進展

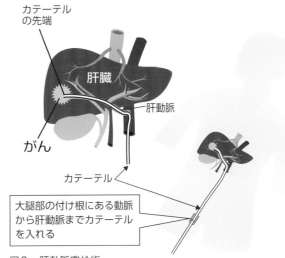

図2　肝動脈塞栓術

大腿部の付け根にある動脈から肝動脈までカテーテルを入れる

する病態です。肝臓に脂肪が溜まりますが、健診のドックなどで指摘される脂肪肝とは異なる病態です。

治療法も確立されておらず、発がん率はウイルス性肝炎よりは低いものの、ウイルス性の発がん数が減少しつつあるのに対して、NASHからの肝がんは今後相対的に増加していくと予想されています。肥満、糖尿病で脂肪肝の方は通常の脂肪肝なのかNASHなのか、定期的に腹部エコーや肝機能の推移をみていく必要があると思います。もちろん体重がオーバーしている方は禁酒、運動などの節制が必要になります。

Q7

消化器内科 — 膵がん

膵がんの治療は
どのように決まるのですか？

消化器内科
松村 和宜
科長

Q 膵がんって、どんな病気？

A
膵がんは治療が難しいがんの代表であり、多くの診療科、患者さん、家族とみんなで力を合わせ、多くの壁を乗り越えて治療を行うことが大切な病気です。

そもそも膵臓とは、胃の後ろにある20cmほどの横長の小さな臓器です。食べたものを消化するための膵液という消化液を出す作用と、血糖の調節をするホルモンを出す作用、2つの重要な役割があります。

「図1」が示すように、体の奥にあって胆管や十二

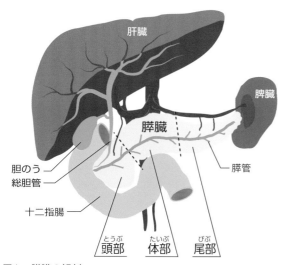

胆のう
総胆管
十二指腸
頭部
体部
尾部
肝臓
膵臓
脾臓
膵管

図1　膵臓の解剖

指腸とくっついており、太い血管の近くにある隠れた臓器です。その膵臓にできる悪性の腫瘍で一番多いのが膵がんです。膵がんは早期発見が難しく、重要な太い血管が近いため、診断や手術、治療も難しいがんの1つです。

みぞおちが痛くなったり、急に血糖値が上昇したり、胆管が詰まって黄疸が出て顔が黄色くなって診断されることが多く、進行した状態で発見されるのが現状です。

現在、国内における膵がんの死亡者数は肺がん・胃がん・大腸がんに次いで4番目となっていますが、治療の難しい膵がんが将来的には2番目に多いがんとなることが予想されており、世界中で膵がんの治療法の開発が進んでいます。

Q どんな治療があるの？

A
膵がんはほかのがんと比べても腫瘍マーカー、エコー、CT、MRI、超音波内視鏡、PETなど、多くの検査を行ってから診断し、病気の進み具合を見極めて、治療方針を決定します（図2）。

ひと昔前は膵がんにはよい薬がなく、治療が停滞していました。しかし最近では、非常によい抗がん剤などが開発されて治療も進歩し、手術などとも組み合わせて治療成績も改善しています。

膵がんの治療の柱は、
1）外科的な手術
2）抗がん剤などの薬物治療
3）緩和療法（膵がんは早くから痛みを伴うことが多いため）
4）内視鏡治療（黄疸がある際に胆管の詰まりを改善する治療）

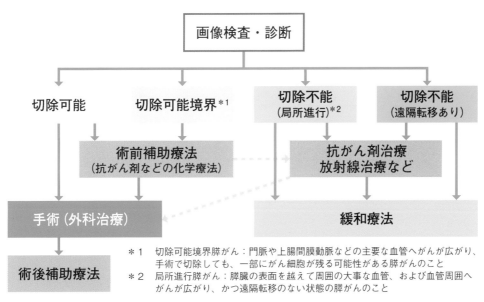

図2　当院の膵がん治療方針

＊1　切除可能境界膵がん：門脈や上腸間膜動脈などの主要な血管へがんが広がり、手術で切除しても、一部にがん細胞が残る可能性がある膵がんのこと
＊2　局所進行膵がん：膵臓の表面を越えて周囲の大事な血管、および血管周囲へがんが広がり、かつ遠隔転移のない状態の膵がんのこと

ですが、これらに加え、放射線治療や遺伝子を調べるゲノム診断による新たな治療薬選択などがあります。

手術をする際にも、先に抗がん剤を使用したほうがいい場合や、手術後も抗がん剤を追加したほうがいい場合など、治療が進歩したのはよいことですが、非常に治療が複雑になり分かりにくくなっているのが現状です。

先述したように膵臓は消化液（膵液）を出していますが、この膵液が内視鏡検査や手術の際に漏れたりすると膵炎などを起こすことがあり、さらに治療を難しくしています。

当院においても、膵がん患者さんの治療方針は主治医単独で決めるのではなく、消化器内科全体で検討し、さらに外科・放射線診断科・放射線治療科・病理診断科と、多くの科によるカンファレンス（検討会）により決定します。膵がんの治療には病院の総合的な力が必要なのです。信頼できる医師・診療科に出会うことも非常に大切です。

膵がんの治療を受ける際に、最初に家族でよく話し合い、治療方針を決めることも忘れてはいけない重要なことです。治療の途中、家族の間で意見が分かれたりして治療が滞ると、つらい思いをするのは患者さんであることを認識し、意見を統一して、治療を受けるようにしましょう。

膵がんは治療が難しいため、セカンドオピニオンを希望する方もいます。遠慮せずにセカンドオピニオンを希望してもらえたらと思います。しかし、あまりに多くの意見を聞くと、逆に混乱されて治療法を決められない場合や、治療の開始が遅れる場合も見受けられますので、1つか2つの施設にとどめておくほうがよいでしょう。

国立がんセンターがん情報サービスの一般向けホームページ（https://ganjoho.jp/public/）に膵がんについての詳しい説明がありますので、参考にしてください。

非常に治療が難しい膵がんですが、医療者（医師、看護師、薬剤師など）、患者さん、家族が一丸となり治療を行うことで、より良い結果となればと思います。

一言メモ

治療が難しい膵がんですが、新たな薬の開発や手術と抗がん剤の組み合わせなど、治療は大きく進歩しつつあります。医療者（医師、看護師、薬剤師など）、患者さん、家族が一丸となって治療を行い、より良い治療結果が得られることをめざしましょう。

Q 8

肺がんの最新手術について教えてください

呼吸器外科
菊地 柳太郎
（きくち りゅうたろう）
副部長

Q 肺がんって、どんな病気？

A 肺がんとは、肺や気管支の細胞から発生したがんのことです。ほかの臓器に発生したがんが肺に転移した転移性肺腫瘍とは異なります。

　肺がんはその進み具合により、Ⅰ～Ⅳ期に分類され、数字が大きいほど進行したがんとなります。また、肺がんは組織の違いから、小細胞肺がんと非小細胞肺がんに分類されます。非小細胞肺がんはさらに、腺がん・扁平上皮がん・大細胞がんに分けられます。小細胞肺がんは進行が早く、手術ができる状態で発見されることはまれで、非小細胞肺がんのう

ち、比較的早期のⅠ・Ⅱ期および、Ⅲ期の一部が手術療法の対象となります。

Q 肺がん手術時の切除範囲は？

A 肺は、右は３つ、左は２つの袋（肺葉）から構成されています（図１）。肺がんの標準的な切除範囲は、がんの含まれている肺葉を丸ごと切除する肺葉切除術で、これに付近のリンパ節を摘出するリンパ節郭清を追加します。肺葉切除術では肺がんを完全切除できない場合には、片方の肺をすべて摘出する肺全摘術を行うことがあります。

　２cm以下の早期肺がんの一部や、呼吸機能が低くて肺葉切除術に耐えられない場合には、肺葉内の特定の区域を切除する区域切除や、肺葉の一部のみを切除する部分切除などの、切除範囲を縮小した手術を行うことがあります（図２）。一般的に手術の難しさは、区域切除＞肺葉切除≫部分切除となります。

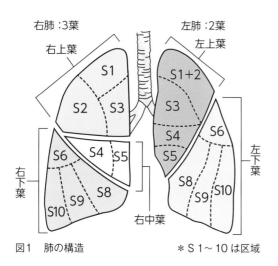

図1　肺の構造　　＊S1～10は区域

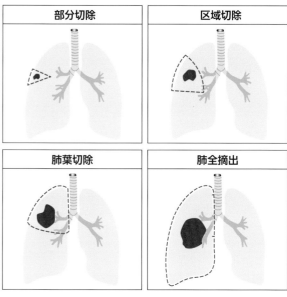

図2　肺がん手術での切除範囲

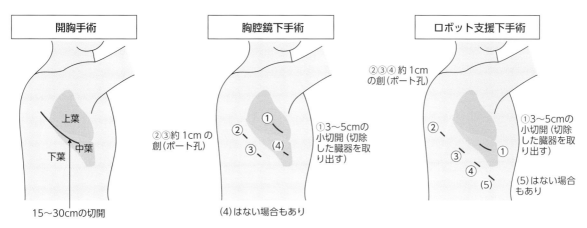

| 開胸手術 | 胸腔鏡下手術 | ロボット支援下手術 |

上葉

中葉

下葉

15～30cmの切開

②③約1cmの創（ポート孔）

①3～5cmの小切開（切除した臓器を取り出す）

(4)はない場合もあり

②③④約1cmの創（ポート孔）

①3～5cmの小切開（切除した臓器を取り出す）

(5)はない場合もあり

図3　肺がん手術のアプローチ法

Q 肺がん手術のアプローチ法は？

A

●開胸手術（図3左）

　かつて主流であった、15 ～ 30cm 程度の大きな切開を加え、直視下に行う手術です。創（きず）が大きいため、胸の中に手を入れることができます。現在は、切除に複雑な手術手技を必要とするような進行した肺がんにしか行われません。

　出血などの術中アクシデントに対応しやすいという利点がありますが、肋骨（ろっこつ）と肋骨の間をジャッキのような器械（開胸器）を使用して無理矢理広げるため、術後の痛みがかなり強いという欠点があります。

●胸腔鏡下手術（図3中央）

　現在主流となっている、小さな切開創を作成し、ビデオカメラ（胸腔鏡（きょうくうきょう））での観察下に行う手術です。3～4か所の切開創を作成する多孔式が多いです。3～5cm 程度の切開創が1か所、そのほかに1cm 程度の創（ポート孔）が数か所作成されます。創が小さいため、胸の中に手は入りません。最近では、1か所のみの切開創で手術を行う、単孔式の胸腔鏡手術も広まりつつあります。

　開胸手術と比較し、手術創が小さく開胸器を使用しないため、手術後の痛みが軽く回復も早いという利点がありますが、出血時の対応は開胸手術より難しくなります。開胸手術と同等の質・安全性を確保するためには修練が必要です。

●ロボット支援下手術（図3右）

　2018 年4月から肺がん・縦隔腫瘍（じゅうかくしゅよう）に対してロ

ボット支援下手術が保険適用となりました。ロボット支援下手術は胸腔鏡手術の発展型で、手術支援ロボット（ダビンチ）を術者が操作して手術を行います。ダビンチのカメラとロボットアーム用に4か所の創が必要で、これに助手用の創が加わりますので、4～6か所の創が必要です。

　ダビンチは手振れ補正機能や立体視機能、ズーム機能などにより、非常に精密な操作が可能ですが、触覚が全くないという弱点があります。触覚がないのを視覚で補うことになるため、ダビンチでの安全性を確保するには、胸腔鏡手術の経験を十分積んでいる必要があります。

　当院では 2002 年より、肺がんに対する多孔式胸腔鏡下肺葉切除／区域切除を開始しました。当院の多孔式手術は、3～5cm 程度の小切開創1か所と、1cm 程度のポート孔2か所の3ポート方式です。2018 年までは多孔式手術のみを行っていましたが、2019 年6月より、3～5cm 程度の小切開創1か所のみで行う単孔式手術も開始しました。2019 年9月からは、ダビンチ Xi によるロボット支援下肺葉切除も導入しています。

　現在では、全手術の 98％が胸腔鏡下手術もしくはロボット支援下手術となっています。また、2cm 以下の早期肺がんの一部や低肺機能の場合には区域切除を行うようにしており、当院ではこの数年は肺葉切除と区域切除の比率は3：1程度となっています。当院における胸腔鏡下もしくはロボット支援下の肺葉切除／区域切除の累積症例数は約 1,400 例で、豊富な経験を持っています。

呼吸器内科、放射線治療科 ― 肺がん（化学療法・放射線療法）

Q9 肺がんは「手術できない」と言われたら治らないのでしょうか？

呼吸器内科
なかむら たか や
中村 敬哉
科長

放射線治療科
やまうち ち か こ
山内 智香子
科長

Q 肺がんには種類があるの？

A 肺がんは、顕微鏡で見た組織のタイプ（組織型）により小細胞肺がんと非小細胞肺がんに大別され、非小細胞肺がんはさらに腺がん、扁平上皮がん、大細胞がんに分けられます。非小細胞肺がんの患者さんは小細胞肺がんよりずっと多く、腺がんが最も多いです。一口に肺がんといっても組織型により治療方針が異なりますので、がんの組織を採取する検査（生検）が重要です。

Q どんな検査が必要なの？

A 診断のためには、超音波を活用して肺腫瘍や胸部リンパ節を生検する気管支鏡検査、CTを使って正確に場所を確認しながら皮膚表面から針を刺すCTガイド下生検、全身麻酔での外科的生検などを病状により選びます。

　がんの進行の程度（病期、ステージ：早期のⅠ期から進行期のⅣ期まで）を調べるためには、CTに加えて、弱い放射能をつけたブドウ糖に似た物質を静脈注射してどの部位にがんがあるのかを調べるＦＤＧ-ＰＥＴ検査、それでは見つけにくい脳転移を調べるための頭部MRI検査を行います。

Q どんな場合は手術できないの？

A 手術できない理由は2つあります。
　1つ目は病期が進んでいる場合です。がんが周囲の臓器に広がっていたり（浸潤）、肺がんのそばの胸部リンパ節より遠いリンパ節に転移していたり、ほかの臓器に転移していたり（遠隔転移、Ⅳ期）した場合、がんを全部取り切れず完治をめざせないため、基本的に手術の適応になりません。特に小細胞肺がんの場合は転移のスピードが速く、手術の適応が限られます。
　2つ目は高齢、肺の機能低下、ほかの病気のために体力的に手術に耐えられない場合です。

Q 手術以外の治療で治るの？

A 手術ができないからといって、必ずしも治らないわけではありません。手術を行わない理由によって異なりますが、手術以外にも放射線治療を用いた完治をめざす治療法があり、肺がんの種類や患者さんの状態によって方針を検討します。
　間質性肺炎がある場合など、肺の状態によっては放射線治療ができないことがあります。体力や副作用の点を含めて医療者とよく相談し、治療選択を行っていきましょう。

①非小細胞肺がんで進行していても遠隔転移がない場合（Ⅲ期）
　抗がん剤と放射線治療を同時に行う化学放射線療法が標準治療（科学的なデータにより現時点で勧められる適切な治療）です。抗がん剤治療を行いなが

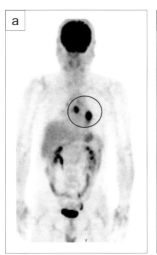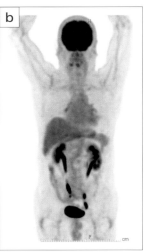

図1　化学放射線療法でⅢ期肺がんが完治した症例
a. 治療前の FDG-PET 検査：肺腫瘍と胸部リンパ節転移あり
b. 治療開始から 5 年後：消失して再発なし

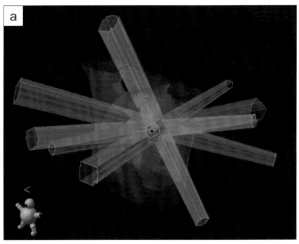

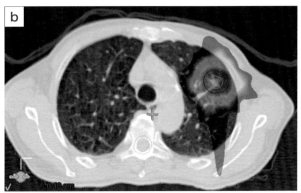

図2　早期肺がんに対する定位放射線治療
a. 多数の方向から照射する
b. 肺がんに放射線が集中し、正常肺への影響が少ない

ら放射線治療（通常 1 日 1 回週 5 日を 6 週間で計 30 回）を行います。放射線治療終了後、効果や副作用の状態により、抗がん剤治療や免疫療法が追加されます（図1）。

②非小細胞肺がんでリンパ節転移や遠隔転移がなく、比較的早期（Ⅰ～Ⅱ期）でも体力的に手術できない場合

　根治的放射線治療が勧められます。特に腫瘍（しゅよう）が小さな場合は、多数の方向から集中して狙い撃ちするピンポイント照射と呼ばれる定位（ていい）放射線治療を行うことがあり、正常肺への影響が少なく良好な治療成績が得られています（図2）。

③小細胞肺がんで手術できない場合

　小細胞肺がんは非常に転移しやすいため手術できることがほとんどなく、基本的に抗がん剤治療を行います。がんが片側の胸部までとリンパ節転移が鎖骨上（こつじょう）（首の付け根）までにとどまっている場合（限局型）は、抗がん剤治療と同時に放射線治療（通常 1 日 2 回週 5 日を 3 週間で計 30 回）を行います。治療がよく効き腫瘍（しゅよう）がほぼ消失した場合は、脳転移を予防するための脳への放射線治療（予防的全脳照射）を行うことがあります。

　遠隔転移がある場合（Ⅳ期）は根治的な放射線治療を行えず、残念ながら完治は難しくなります。ただ、薬物療法の進歩により長期に元気にされている方が多くなりつつあります。

　また、肺病変や脳・骨の転移に伴うつらい症状を和らげたり、進行を遅らせたりするための放射線治療を行うことがあります。痛みなどの症状については、早い時期から緩和ケアを受けることも、生活の質を保つために大切です。

　肺の表面や胸の内側を覆う膜（胸膜）への転移（がん性胸膜炎）により、胸水が溜（た）まって息苦しくなることがあります。その場合は、ドレーン（管）で胸水を出して、胸水が溜まらなくなるように薬を注入する胸膜癒着術を行うことがあります。

一言メモ

　肺がんは受診時に、すでに進行していて手術できないことも多いですが、完治をめざす化学放射線療法を行える場合があり、生活の質を長く保つための薬物療法もあります。一例として、化学放射線療法後に免疫チェックポイント阻害薬を用いる治療法が最近認められました。

Q 10

ステージⅣの肺がんと診断されました。薬物療法について教えてください

呼吸器内科
なかむら たか や
中村 敬哉
科長

ステージⅣの肺がんとは脳や骨などの別の臓器、反対側の肺、胸膜や心膜に転移している状態で、手術や根治的放射線治療の適応にはなりません。

Q どんな薬物療法があるの？

A 薬物療法は点滴や内服により、がんの増殖や成長を抑える治療で、転移にも効果を期待できます。大きく分けて以下の3種類の薬があり、肺がんの種類や進行度、体の状態などによって検討します。

1．細胞障害性抗がん剤

従来からの抗がん剤で、これを用いた治療は化学療法と呼ばれ、がん細胞が分裂して増えること（増殖）を抑えて攻撃します。がん以外の増殖する正常な細胞（白血球など）にも影響します。

2．分子標的薬

がん細胞が持つ特定のタンパク質を標的にして攻撃します。がん以外の正常細胞の増殖には影響が少なく（図）、特有の副作用として皮膚病変などがありますが、多くは軽症です。

3．免疫チェックポイント阻害薬

免疫ががん細胞を攻撃する力を保つ薬です。詳しくは免疫療法（「免疫力を利用した新たながん治療

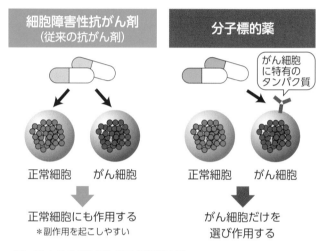

図　従来の抗がん剤と分子標的薬の違い

――がん免疫療法！」26ページ）を参照してください。

Q 薬が効くか調べることができるの？

A 非小細胞肺がんの場合、がんの組織を採取する検査（生検）の後に、次の手順で薬の有効性を事前に調べられます。一方、小細胞肺がんではそのような検査が現時点ではありません。

1．分子標的薬が有効かどうか

がん細胞が増殖するため、重要なタンパク質を作る遺伝子（ドライバー遺伝子）に変化（変異や転座[*1]）を起こしている場合があり、これを調べる検査をコンパニオン診断と呼び、陽性ならこれを標的とした分子標的薬が使用できます。これまでは1つずつの検査が必要でしたが、最近では複数を一度に解析するコンパニオン診断システムが利用可能です。分子標的薬が使用できるドライバー遺伝子には、EGFR

ドライバー遺伝子の変異や転座	PD-L1 発現が 50%以上	一次治療	二次治療以降	
＋	－	分子標的薬	抗がん剤	抗がん剤 免疫チェックポイント阻害薬
－	＋	ペムブロリズマブ単剤 抗がん剤＋免疫チェックポイント阻害薬	抗がん剤 免疫チェックポイント阻害薬（未使用の場合）	
－	－	抗がん剤＋免疫チェックポイント阻害薬	抗がん剤 免疫チェックポイント阻害薬（未使用の場合）	

表　ステージⅣの非小細胞肺がんの薬物選択例

遺伝子、ALK 融合遺伝子、ROS１融合遺伝子などがあります。

＊１　転座：染色体異常の一種。染色体の一部が正常の位置から別の位置やほかの染色体へ移動する現象

２．免疫チェックポイント阻害薬が有効かどうか

　がん細胞の表面に、がん免疫にブレーキをかけるアンテナ（PD-L1 タンパク）がどの程度出ている（発現している）かを確認し、特に 50%以上出ている場合は免疫チェックポイント阻害薬の効果が期待できます。

３．以上の２つとも期待できない場合は、次項「３」になります

 どのように薬を選ぶの？

 非小細胞肺がんと小細胞肺がんでは治療薬が異なります。

●非小細胞肺がん（表）

１．ドライバー遺伝子に変異や転座がある場合

　分子標的薬であるチロシンキナーゼ阻害薬を使用します。例えば、EGFR 遺伝子変異陽性の場合はオシメルチニブ、ALK 融合遺伝子陽性の場合はアレクチニブ、ROS1 融合遺伝子陽性の場合はクリゾチニブなどが勧められます。

２．がん細胞の 50%以上に PD-L1 が発現している場合

　免疫チェックポイント阻害薬のペムブロリズマブ単剤、抗がん剤と免疫チェックポイント阻害薬のペ

ムブロリズマブまたはアテゾリズマブ併用療法などが勧められます。

３．以上の２つとも期待できない場合

　ドライバー遺伝子の変異や転座が確認されず、PD-L1 の発現がないか低い場合は、抗がん剤と免疫チェックポイント阻害薬の併用療法などが勧められます。抗がん剤と分子標的薬である血管新生阻害薬のベバシズマブまたはラムシルマブを併用することがあります。

　最近、免疫チェックポイント阻害薬のニボルマブとイピリムマブの併用療法が認められました。

●小細胞肺がん

　分子標的薬の適応はなく、従来通り抗がん剤が中心ですが、最近、進展型[*2]で初回治療のみ、抗がん剤と免疫チェックポイント阻害薬のアテゾリズマブまたはデュルバルマブの併用療法が認められました。

＊２　進展型：放射線を照射できる範囲を越えて、がんが広がっていること

一言メモ

　肺がんの組織型や遺伝子などの変化に応じて、薬物療法を選択する個別化医療の時代となりました。
　がんの組織を採取する検査（生検）が重要で、それぞれの治療に特徴的な副作用がありますので、十分に理解した上で検査や治療を受けてください。

Q11 咽喉頭がんの手術と放射線治療とは？

耳鼻いんこう科
藤野 清大
科長

放射線治療科
池田 格
医長

Q 咽喉頭がんとは？

A 咽頭とは、鼻の奥から食道に至るまでの食物や空気の通り道です。咽頭は上・中・下の３つの部位に分けられ、各部位にがんができると、それぞれ上咽頭がん、中咽頭がん、下咽頭がんという診断となります。

喉頭とは、いわゆる「のど仏」の部分です。食道と気道が分離する個所に気道の安全装置として発生した器官で、下咽頭の前に隣接しています。役目の１つは気道の確保です。口と肺を結ぶ空気の通路で、飲食物が肺に入らないよう調節（誤嚥防止）します。もう１つは発声です。喉頭のなかには発声に必要な声帯があります。また、この声帯のある部分を声門といい、それより上を声門上、下を声門下と呼び、同じ喉頭がんでも３つの部位に分類して扱われます（図１）。

これら咽喉頭がんの発生原因としては喫煙と飲酒が大きく、喫煙本数や飲酒量に継続年数をかけた値が大きいほど発がんの確率が高まります。ただし、上咽頭がんの大部分と中咽頭がんの約半数はウイルスが原因の発がんと考えられています。

＊１ 誤嚥：食物などが気管に入ってしまうこと

Q 咽喉頭がんの治療法は？手術で声が出せなくなるの？

A 咽喉頭がんの治療法は、手術と放射線治療、化学療法のうちの１つ、または複数を組み合わせたものになります。早期のがんは後述の放射線治療を行うほか、最近は口から内視鏡を入れてモニターで観察しながらがんを切除する内視鏡下切除術をよく行っています（胃がんや大腸がんに対する内視鏡下切除術と同様の方法です）。頸部を切開して咽喉頭の外側から切除する従来の手術と比較して体への負担が少なく、嚥下機能や発声機能の保存にも優れた手術です。

ある程度進行したがんには、外切開による手術が必要になります。咽喉頭のがんを切除し、頸部のリンパ節に転移がある場合、あるいは疑われる場合は、必要な領域のリンパ節を、重要な血管や神経を残して脂肪組織ごとまとめて切除する頸部郭清術という手術を同時に行います。

この際、発声に必要な喉頭はなるべく残すように切除範囲を工夫して行いますが、喉頭の大部分にがんがある場合には喉頭全体を摘出します。本来の発声はできなくなりますが、食道発声、電気喉頭を用いた発声などの代用発声法を習得してもらいます。

咽頭の切除範囲が大きい場合には、組織の欠損が大きくなるので何らかの組織で再建する必要があります。前腕の皮膚を移植する前腕皮弁術や、咽頭全体の代わりの消化管として空腸を移植する遊離空腸移植などを行います（図２）。これら遊離移植の手技は、形成外科や外科と協力して行います。

＊２ 嚥下：飲み込み

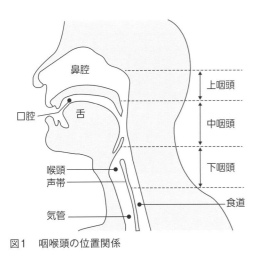

図1　咽喉頭の位置関係

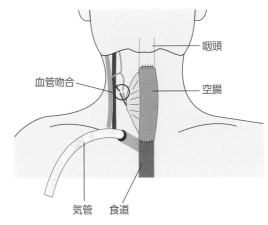

図2　下咽頭がん切除後の遊離空腸移植

Q　放射線治療って、どんなもの？

A　放射線治療は高エネルギーのＸ線を患部に照射してがんを縮小、消失させたり、術後の再発を低下させたりすることができます。患部の形態が温存されるため、変形や機能低下が少ないことが特徴です。早期の喉頭がんや上咽頭がん、中咽頭がんでは放射線治療で根治＊3が期待できます。

　一般的に放射線治療は1日1回、1回10〜20分の間、患者さんは治療台の上で仰向けになってもらうだけです。ただし、首は動きやすいので専用のお面型の固定具（写真1）を使用します。日数は週に5日間（土日祝は休み）の治療で合計30〜35回照射するため、6〜7週間かかります。進行がんでは抗がん剤も併用します。

　副作用としてのどの粘膜や皮膚に炎症が生じるため、治療中はのどや首の痛みが生じます。また、味覚の低下や唾液腺の機能低下も生じる場合があります。唾液腺は放射線に弱いため、一度落ちてしまった機能の回復は難しいですが、強度変調放射線治療という新しい照射技術を用いて唾液腺の被ばく線量を下げることにより、唾液腺機能低下のリスクを下げることができるようになってきています（写真2）。

＊3　根治：完全に治すこと。治癒

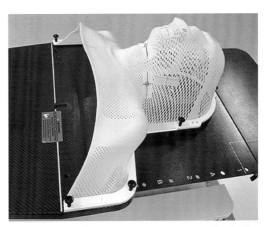

写真1　特殊なプラスチック製の固定具で、一人ひとりの体格に合わせて作成します

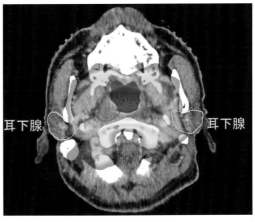

写真2　放射線治療の線量分布図。照射される範囲が強度別（赤→青）に色塗りされています

一言メモ

　咽喉頭がんは部位や進行度によってさまざまですが、手術・放射線治療・化学療法を適切に組み合わせた集学的治療により、進行がんであっても年々治療成績は向上しています。また、低侵襲＊手術や放射線治療による機能温存に配慮した治療もよく行っていますので、安心して治療に取り組んでいただけます。

＊低侵襲：体に負担の少ない

耳鼻いんこう科 — 口腔がん

Q 12 口腔がんの治療について教えてください

耳鼻いんこう科
藤野 清大
（ふじの きよひろ）
科長

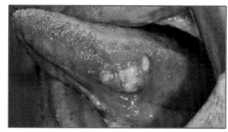

写真　潰瘍型の舌がん

Q 口腔がんとは？

A 口腔がんとは口の中にできるがんの総称で、舌がん、口腔底がん、歯肉がん、頬粘膜がん、硬口蓋がんなどが含まれます（図1）。これらの中で最も頻度の高いものは舌がんですが、口腔がんすべて合わせても全がんの1〜2％程度です。

原因は飲酒や喫煙、口腔内不衛生のほか、合っていない義歯やまっすぐに生えていない歯が舌や頬粘膜に常時当たることによる慢性的接触刺激などがあります。がんの外見は粘膜が赤くなるもの、反対に

白く変色するもの、肉が盛り上がるもの、えぐれて潰瘍状になるものなどさまざまです（写真）。症状は異物感やしこり、痛み、歯のぐらつきなどです。

目で見ることができ、また手で触ることができるがんであるにもかかわらず、口内炎や歯肉炎と自己判断して受診が遅れる場合がしばしばあります。進行すると出血、しゃべりにくくなる、口が開けにくくなるなどの症状が出ます。診断は口腔内の視診、腫瘍を採取して組織を調べる病理検査、CT・MRIなどの画像検査によります。

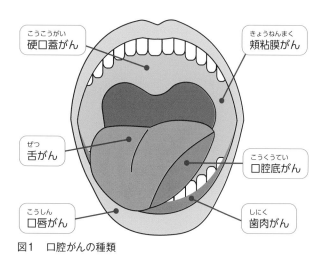

図1　口腔がんの種類

硬口蓋がん（こうこうがい）／頬粘膜がん（きょうねんまく）／舌がん（ぜつ）／口腔底がん（こうくうてい）／口唇がん（こうしん）／歯肉がん（しにく）

□ 口内炎が2週間以上治らない
□ 舌の表面がザラザラしたり、硬いしこりがある
□ 舌や歯ぐきが「赤」や「白」に変色している
□ 口の中に腫れや出血がある
□ 食べ物が飲み込みにくくなった
□ 噛んだ傷が治らない
□ 抜歯した傷が治らない
□ 歯のぐらつきがある
□ しゃべりにくい
□ 唇や舌がしびれる

表　口腔がんのセルフチェック表

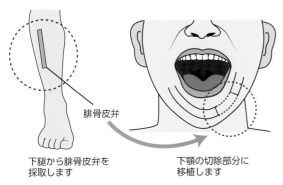

腓骨皮弁

下腿から腓骨皮弁を
採取します

下顎の切除部分に
移植します

図2　遊離腓骨皮弁による下顎歯肉がんの再建術（イメージ）

Q 口腔がんの治療はどんなもの？

A　治療は手術が中心となります。これは口腔がんには放射線治療が効きにくいことと、口腔に放射線を当てると粘膜炎、唾液分泌低下などの副作用・後遺症が強く出ることによります。ただし、術後の補助療法として、また再発腫瘍に対しては放射線治療や化学療法もよく行われます。

　手術は、取り残しを防ぐために見えているがんより5〜15mm程度広く切除し、完全に取れているかどうか（切除断端部分にがんが含まれていないか）を術中病理検査で確認します。頸部リンパ節転移がある場合、または疑われる場合は頸部郭清術（頸部のリンパ節をその周りの組織ごと切除する手術）を行います。咽頭がんの場合と同様、切除範囲が大きい場合には遊離移植術で再建します（「Q11 咽喉頭がんの手術と放射線治療とは？」、52ページ参照）。

　遊離移植術には、欠損の大きさに応じて前腕皮弁、大腿皮弁[*2]、腹直筋皮弁[*3]などを用います。これらの皮弁で、口腔粘膜の代わりにするのは同じように水分を通さない（唾液が漏れない）臓器である皮膚であり、皮膚が口腔側になるように縫合します。よって皮弁再建したあとの口の中を見ると、粘膜の切除部分が皮膚に置き換わっているのが分かります。

　下顎歯肉がんで腫瘍がある部分の下顎骨をすべて切除する場合は、再建に下顎骨の代わりになる骨組織も必要です。この再建には腓骨皮弁を用います。下腿（膝から足首の部分）を支える2本の骨のうち、外側にある腓骨の一部を周囲の皮膚・筋肉・血管を

つけた状態で移植します。皮膚を切除した口腔粘膜の代用になるように縫合し、腓骨を切除した下顎骨の代用になるように形を整えて残った下顎骨と接合します（図2）。口腔外科および形成外科と協同で行います。

＊1　前腕：腕の肘から手首までの部分
＊2　大腿：太もも
＊3　腹直筋：一般的に「腹筋」として知られ、お腹の前面（肋骨の下から恥骨にかけて）にある筋肉のこと

Q 術後は元通り食べられますか？

A　健康な人であれば無意識に行っている、食べ物を噛む（咀嚼）、飲み込む（嚥下）という動作は、口腔と咽頭の多くの器官の動きが複雑に組み合わさって成り立っており、口腔の組織を大きく切除した場合、たとえ遊離皮弁再建を行っても、すぐに元通りの食事ができるようになるわけではありません。特に舌がんの場合は、発音機能も損なわれます。

　そこで口腔外科、リハビリテーション科、栄養指導部が協力して咀嚼と嚥下、発音のリハビリテーションを長時間かけて少しずつ行います。必要に応じて、義歯や硬口蓋（図1）の欠損を補うプロテーゼ（樹脂製の人工器官）も作成します。

　食べ物を使って行う飲み込みの訓練では、食べるときの姿勢、1回の量、食べるペースなどを試行錯誤しながら、最も効果のある訓練法を選択します。食事も咀嚼や嚥下しやすいものから開始して、徐々に普通の食事に上げていきます。これらの訓練により、なるべく元通りの食生活に近づけるようにしています。

一言メモ

　口腔がんは進行してから治療すると治りが悪くなるばかりでなく、切除範囲が大きくなる分、術後の咀嚼・嚥下機能低下が大きくなり、元通りの食生活が難しくなります。どのがんでもそうですが、早期治療が重要ですので、おかしいと思ったら極力早期に受診してください。

耳鼻いんこう科 — 甲状腺がん

Q13 甲状腺がんは どのように治療しますか？

耳鼻いんこう科
藤野 清大
ふじの　きよひろ
科長

Q 甲状腺がんとは？

A 甲状腺はのど仏の軟骨の下にあり、気管を囲むように左右対称に存在する蝶型の小さな臓器です（図1）。海藻に多く含まれるヨードを取り込んで甲状腺ホルモンという代謝を促進するホルモンをつくり、分泌します。

甲状腺にできる腫瘍のうち、悪性のものが甲状腺がんです。男女比は1対3で女性に多くみられます。発症は20歳代からみられ、70歳代で最も多くなります。原因としてはっきりしているのが若年期の

放射線被ばくです。それ以外には肥満、遺伝などが原因として考えられていますが、それほど強い相関はありません（例外的に、後述の髄様がんは約30%が遺伝性であることが分かっています）。

初期には症状がなく、次に腫瘍をしこりとして感じるようになり、さらに進行すると声がれや呼吸困難感が出てきます。声がれは、甲状腺のすぐ奥を走る反回神経（発声に必要な声帯を動かしている神経）に腫瘍が浸潤して麻痺させることで起こります。

甲状腺がんには主として4種類あり、それぞれの名称と発生比率は、乳頭がん（90%）、濾胞がん（5%）、髄様がん（1〜2%）、未分化がん（1〜2%）です。乳頭がんと濾胞がんを合わせて分化がんと呼びます。

まず超音波検査を行い、腫瘍から針で細胞を取って診断をつけます。腫瘍の広がりを確認するためにCT検査も行います。

＊1 浸潤：がんがまわりに広がっていくこと

Q 甲状腺がんの治療と予後は？

A 分化がんと髄様がんの治療は手術が基本です。がんが片方の葉に限局している場合は、その葉（甲状腺の半分）を切除し、転移の可能性がある近くのリンパ節も一緒に切除します。がんが甲状腺両葉に及ぶ場合や、悪性度が高いと判断された場合は甲状腺全部を摘出します。広い範囲のリンパ節に転移している場合は、それに応じてリンパ節を切除する範囲を広げます（頸部郭清術といいます）。

甲状腺を全部摘出した場合は、甲状腺ホルモンが分泌されなくなるので、術後は甲状腺ホルモン剤を一生服用する必要があります。甲状腺に付着している4個の副甲状腺（図1、カルシウムの吸収を助け

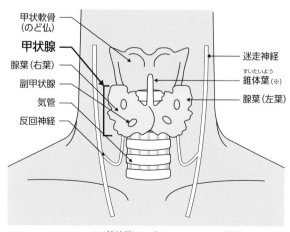

甲状軟骨
（のど仏）
甲状腺
腺葉（右葉）
副甲状腺
気管
反回神経

迷走神経
錐体葉（※）
すいたいよう
腺葉（左葉）

※ 錐体葉は、人によってはない場合もあります

図1　甲状腺の位置と形

る副甲状腺ホルモンを分泌する）もすべて切除した場合はカルシウムの吸収が悪くなるので、副甲状腺ホルモンの代わりになるビタミンDを一生服用する必要があります。副甲状腺はなるべく残すようにしていますが、残すことによってがんを取り残す心配がある場合は一緒に切除します。

　未分化がんの治療も、手術可能な場合は行いますが、きわめて進行が速く、見つかったときには周囲に浸潤して手術不能である症例が大半です。このような症例には放射線治療や抗がん剤治療を行います。手術できた症例でも術後にこれらの治療を追加することが多いです。

　予後^{＊2}はがんの種類と進行度によりますが、未分化がんを除いて他臓器のがんと比較して良好であり、通常のがんが5年生存率で評価されるところを10年生存率で評価されます。一番多い乳頭がんで10年生存率90%、濾胞がんで70%、髄様がんで70%、未分化がんのみが極めて悪く、1年生存率が10%以下になっています。

　乳頭がんの予後が良いのは、進行が遅く、遠隔転移しにくいためです。乳頭がんでは、女性より男性の予後が悪く、若年者より高齢者の予後が悪い傾向があります。濾胞がんや髄様がんも進行はそれほど速くありませんが、肺や骨への遠隔転移を起こしやすい分、予後が悪くなります。未分化がんは、あらゆるがんの中で最も進行が速く、遠隔転移も多いがんです。

＊2　予後：今後の病状についての医学的な見通し

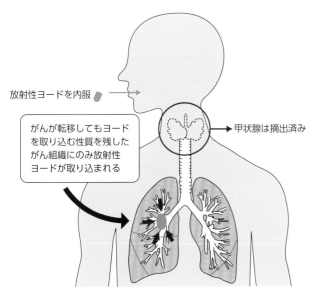

放射性ヨードを内服

がんが転移してもヨードを取り込む性質を残したがん組織にのみ放射性ヨードが取り込まれる

甲状腺は摘出済み

図2　アイソトープ治療の原理

Q 甲状腺がんの手術以外の治療は？

A 分化がんと髄様がんには、放射線治療（外照射）はほとんど効果がありません（未分化がんには行われます）。分化がんには、その代わりにアイソトープ治療と呼ばれる内照射を行う場合があります。

　この治療は、分化がんが正常な甲状腺組織と同じようにヨードを取り込む性質を持つことを利用したもので、手術で取り除けない遠隔転移がある場合に行います。

　準備として、正常な甲状腺がまだ残っている場合には切除しておきます。この状態で放射性ヨードを患者さんに内服してもらうと、転移したがん組織にだけ放射線を出すヨードが取り込まれるので、正常組織への被ばくがほぼない、効果的な放射線治療となります。これにより、サイズの小さい肺転移などは消失させることができます（図2）。

　ただし、このアイソトープ治療は周囲の人の被ばくを防ぐために専用の病室に隔離しての入院が必要となり、実施できる病院も限られています。

　なお、同じく進行した分化がんで全摘後に明確な転移はないものの再発の心配がある例では、より少ない量の放射性ヨードを用いたアブレーションと呼ばれる低用量アイソトープ治療を行う場合があり、再発率を低下させる効果があります。こちらは入院が必要なく、当院でも実施可能です。

　これに加えて最近、分子標的薬という抗がん剤も用いられるようになりました。手術やアイソトープ治療を行っても残存したがんに対してはレンバチニブ、ソラフェニブ（すべての甲状腺がん）、パンデタニブ（髄様がんのみ）が用いられ、それぞれ効果が認められています。

一言メモ

甲状腺がんは検診での頸部触診で見つかるほか、動脈硬化を調べる目的の頸動脈超音波検査で偶然見つかることも増えてきました。比較的治りやすいがんですので、恐れずに耳鼻いんこう科を受診してください。

Q14 乳がんの診断と手術・放射線治療とは？

乳腺外科
よつもと ふみあき
四元 文明
科長

Q 乳がんの診断方法は？

A 乳房にしこりがあったり、血まじりの乳頭分泌があった場合には、乳房のレントゲン検査（マンモグラフィといいます）や乳腺超音波検査を行います。その結果、がんの疑いがあれば確定のために針生検などを行ったり、分泌物を採取して、顕微鏡検査に提出し、悪性か否かを診断します。診断が難しい場合には、乳腺のMRI（核磁気共鳴）検査を行うこともあります。

Q 手術にはどんな方法があるの？

A 手術前の診断で、進行・転移していないことが前提です。もし、進行転移していると判断されれば、手術前に薬の治療を先にすることが一般的です。

　手術は、1．乳房をどれだけ切除するかと、2．わきの下のリンパ節をどれだけ取るかの、両者の組み合わせからなります。

1．乳房の手術
①乳房部分切除：しこりから2cm程度離したところで部分的に（乳房全部でなく）切除します（図1）。

明確な基準はありませんが、しこりの大きさ・位置・手術後に想定される乳房の変形（美容的に満足できるか）を考慮し決定します。患者さん本人の希望にもよります。

　乳房部分切除をした場合には、手術後落ち着いた段階で、残した乳腺に平日毎日1回、16〜30回ほどの放射線を当てます。乳房部分切除と放射線治療をあわせて「乳房温存療法」といいます。放射線を当てないと、再発率や生存率が②の全切除術に劣ることが分かっています。いろいろな事情により放射線を当てたくない方には、②の全切除をお勧めします。

②乳房全切除術：しこりが大きかったり（およそ3cm以上）、乳房内を網の目状に広がっていると考えられる場合に、全切除を行います（図2）。美容的な満足を得たい場合には、形成外科での乳房再建術をすることもあります。形成外科医とよく相談しましょう。

　さらに、乳頭には及んでいないと考えられる場合、または乳房再建を予定される場合には「乳頭乳輪温存乳房全切除術（図3）」や「皮膚温存乳房全切除術（図4）」という術式もあります。

2．わきの下のリンパ節の取り方
　①センチネルリンパ節生検、②リンパ節郭清術に分けられます。わきの下のリンパ節をたくさん取れば、リンパ浮腫や腕のしびれ感、わきの動かしにくさなどの後遺症があり得ます。わきの下のリンパ節に転移がなければたくさんとる必要はなく、これらの後遺症もありません。

　そのため、可能であればたくさん取らなくていいように考えられたのが、①センチネルリンパ節生検です。センチネルリンパ節とは、乳がんがリンパの

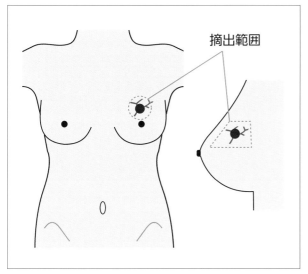

図1　乳房部分切除術

摘出範囲

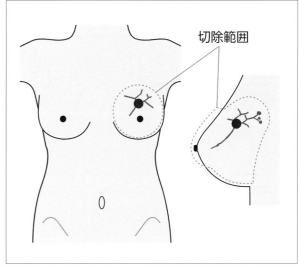

図2　乳房全切除術

切除範囲

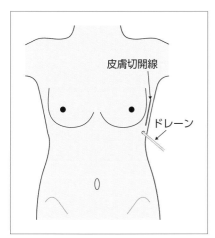

図3　乳頭乳輪温存乳房全切除術

皮膚切開線

ドレーン

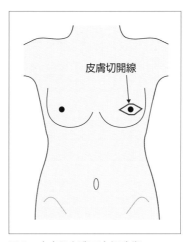

図4　皮膚温存乳房全切除術

皮膚切開線

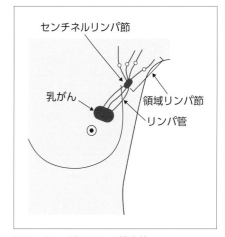

図5　センチネルリンパ節生検

センチネルリンパ節

乳がん

領域リンパ節

リンパ管

流れに沿って最初に到達するリンパ節のことです。手術中に色素を使ってこのセンチネルリンパ節を発見し、転移があるか否かを調べます。転移がなければ、これ以上リンパ節を取る必要がないので、リンパ浮腫などの後遺症は起こりにくくなります（図5）。

　②転移があれば腋窩リンパ節郭清といって、もっと多くのリンパ節を周囲の組織も含めて切除します。病気の程度を調べることで、手術後の補助治療の決定に役立ちます。

Q　どんな場合に放射線治療を行うの？

A　手術などをせずに、乳がんそのものを放射線治療だけで治すことはできません。乳房

温存療法として、残した乳房に放射線を当てます。また、全切除術後でも乳房の腫瘍が大きかった場合やリンパ節転移がある場合に、鎖骨の上下や胸の壁などに放射線を当てます。なお、骨や離れた場所のリンパ節など、転移が分かった場合にも放射線を当てることがあります。放射線治療医とよく相談してください。

一言メモ

　乳がんの手術術式の選択や、腋窩リンパ節を郭清するかセンチネルリンパ節生検を選択するか、また乳房再建術を希望するか、放射線治療との組み合わせなど、複雑で分かりにくいものです。

　主治医とよく相談し、納得のいく方針を考えていきましょう。

Q 15

乳腺外科 — 乳がん（薬物治療）

乳がんの薬物治療とは？

乳腺外科
辻 和香子
(つじ わかこ)
部長

Q 手術だけで治る乳がんがあるの？

 乳がんには大きく分けて非浸潤性乳がんと浸潤性乳がんとがあります。非浸潤性乳がんは、がん細胞が乳管内（乳管や乳腺小葉）にとどまっているがんです。浸潤性乳がんは、乳管や乳腺小葉の周囲まで広がっているがんです。

非浸潤性乳がんの場合、基本的に遠隔転移*²を起こさないため、手術（乳房温存手術を受けた人は手術と放射線治療）で乳がんを取り去ることができます。非浸潤性乳がんの患者さんは、術前術後の抗がん剤治療を必要としません。非浸潤性乳がんはマンモグラフィ検診で発見されることが多いです。

＊1　浸潤：がんがまわりに広がっていくこと
＊2　遠隔転移：骨や肺など、はじめにがんができた所から離れている器官または組織にがんができること

Q 抗がん剤治療（化学療法）を受ける人と受けない人がいるのはなぜ？

 浸潤性乳がんには、ルミナルA、ルミナルB、ルミナルHER2（ハーツー）、HER2、トリプルネガティ

ブの5つのサブタイプがあります（表）。サブタイプはがん細胞が持つ遺伝子の性質で分類され、がんや核にあるタンパク質を調べて、薬物治療を行う場合にどの薬が適しているかを選ぶ参考にします。

ルミナルAタイプの患者さんは、術前術後にホルモン治療を行います。そのほかのサブタイプの乳がんには、基本的に術前または術後に抗がん剤治療（化学療法）が必要になります。ホルモン治療は女性ホルモンの分泌や働きを阻害し、女性ホルモンを利用して増殖するタイプの乳がんを攻撃する薬で、ほとんどが内服薬です。閉経前の患者さんには皮下注射のホルモン治療を行うこともあります。

Q 手術だけでなく、なぜ薬物治療が必要なの？

 手術では乳房やリンパ節など、がん組織を取り除くことができますが、血管やリンパ管の中に入り込んだ乳がん細胞まで取り除くことはできません。

浸潤がんの場合、乳がん細胞は全身を旅していると考えなければならず、これらの乳がん細胞がどこか居心地の良い場所を見つけて落ち着き、そこで増殖すると再発してしまうことになります。薬物治療には、手術で取り除くことのできない乳がん細胞を根絶させ、ひいては遠隔再発させないという目的があります。

薬物治療には、ホルモン治療、分子標的治療、抗がん剤治療（化学療法）があります。

サブタイプ分類	ホルモン受容体		HER 2	Ki67	薬物治療
	ER	PgR			
ルミナルA型	陽性	陽性	陰性	低	ホルモン治療
ルミナルB型（HER2陰性）	陽性	弱陽性・陰性	陰性	高	ホルモン治療、化学療法
ルミナルB型（HER2陽性）	陽性	陽性・陰性	陽性	低～高	ホルモン治療、化学療法、分子標的治療
HER2型	陰性	陰性	陽性	低～高	化学療法、分子標的治療
トリプルネガティブ	陰性	陰性	陰性	低～高	化学療法

表　乳がんのサブタイプ分類

Q なぜ手術の前に抗がん剤治療（化学療法）をすることがあるの？

A 診断時に乳がんのサイズが大きい患者さんは、術前化学療法でサイズを小さくしてから乳房温存手術をめざす場合があります。

前項で手術だけでなく薬物治療が必要と説明しましたが、化学療法を術後・術前のどちらで行っても、予後（乳がんが再発せずに元気でいられるかどうか）に変わりがないことが、過去の大規模臨床試験で示されました。術前に化学療法を行っても手術は必要ですが、手術で切除した組織の中に乳がんが消えていれば、ほとんどの患者さんで予後が良いことが分かっています。

さらにトリプルネガティブ乳がんやHER2タイプ乳がんは、術前化学療法で乳房内の乳がんが消えていなかった場合でも、術後の薬物治療によって遠隔再発リスクを低下させることが分かっています。

抗がん剤（化学療法）は、嘔気・嘔吐や骨髄抑制、脱毛、爪・皮膚障害など、強い副作用で有名ですが、それぞれ支持療法が発達し、がんそのものに伴う症状や、治療による副作用に対して、予防や軽減が可能になってきています。

分子標的治療は、抗がん剤に比べて副作用が少ないですが、初回投与時に発熱・悪寒、長期的には心臓への負担を生じることがあります。内服薬のホルモン治療の主な副作用は、ほてりや関節痛、骨粗しょう症などです。

＊3　骨髄抑制：血液細胞をつくる機能が低下します。白血球・赤血球・血小板の血液成分が減少することで、感染症や貧血、出血などが起こりやすくなります

Q 再発すると薬物治療はどうなるの？

A 残念ながら、乳がんが転移・再発してしまった場合には、手術で完治することは難しく、延命目的に薬物治療を継続します。乳がんの性質が変わって転移・再発することも多いため、可能であれば生検にて再度サブタイプを調べて、これに合った薬物治療を行います。

転移再発乳がんに対する薬剤は、手術前後に使用する薬剤に比べて種類が多く、一部の患者さんには免疫チェックポイント阻害薬も使用できます。

一言メモ

サブタイプ別の薬物治療および支持療法は一昔前に比べるとずいぶん発達し、乳がんの再発割合も減少してきています。現時点で、転移再発乳がんにしか使用できない免疫チェックポイント阻害薬が、今後、トリプルネガティブ乳がんの周術期[＊4]に使用可能になる予定です。

＊4　周術期：入院、麻酔、手術、回復といった、患者の術中だけでなく前後の期間を含めた一連の期間

形成外科 ― 乳がん（乳房再建）

乳がん手術後の乳房再建について教えて

形成外科
よしかわ かつひろ
吉川 勝宇
科長

Q 乳房再建手術の時期は？

A 乳房再建の時期は、乳がんの切除手術の際、同時期に開始する１次再建と、乳がん術後にしばらく経ってから開始する２次再建とがあります。１次再建の場合も手術の方法によっては、切除手術と同時に再建手術を行うとは限りません。

Q 乳房再建手術の方法とは？

A 乳房再建の方法には腹直筋や下腹部の脂肪、広背筋など、自身の組織を用いた再建術と、シリコンインプラントを用いた再建術があります。それぞれ利点や欠点があり、患者さんの希望を尊重し十分な相談の上、決定します。

　人工物による乳房再建（図１）は、通常はインプラントの挿入に先立ってティッシュエキスパンダー（組織拡張器）を挿入し、胸の皮膚と筋肉を伸ばして拡張した後に、インプラントに入れ替えます。

　広背筋皮弁法（図２）は、背部の広背筋とその表層の皮膚脂肪組織を、腋窩（わき）の部分の血管をつなげたまま胸部に移動する手術です。後述の下腹部皮弁と比べると、血行の安定性が高く壊死のリスクが

少ないという利点があります。組織量が少ないため、容量の大きな乳房の再建には向いていません。

　下腹部皮弁法（図３）は、下腹部の皮膚脂肪組織を胸部に移動する手術です。容量の大きな乳房の再建が可能です。腹直筋という筋肉を使用する方法と温存する方法があります。下腹部皮弁は、将来に妊娠出産の可能性を考える場合には適しません。

＊１ 腹直筋：お腹の中央にある腹筋
＊２ 広背筋：背中から腰、腕へとつながっている大きな筋肉

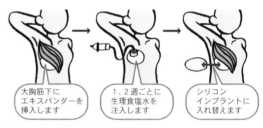

大胸筋下にエキスパンダーを挿入します　１、２週ごとに生理食塩水を注入します　シリコンインプラントに入れ替えます

図1　人工物による乳房再建

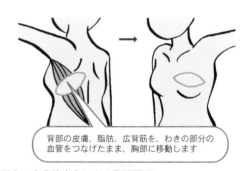

背部の皮膚、脂肪、広背筋を、わきの部分の血管をつなげたまま、胸部に移動します

図2　広背筋皮弁による乳房再建

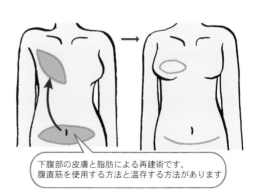

下腹部の皮膚と脂肪による再建術です。腹直筋を使用する方法と温存する方法があります

図3　下腹部皮弁による乳房再建

Q 17 検診とワクチン接種で 子宮頸がんの予防ができるの？

産婦人科
村上 隆介
むらかみ りゅうすけ
科長

Q HPV ワクチンの 子宮頸がん予防効果とは？

ヒトパピローマウイルス（HPV）は、性交渉により女性の8割が50歳までに感染し、通常は感染しても自然に排除されます。しかし、ハイリスク型に感染した場合、子宮の入り口（頸部）に数年かけて前がん病変として腫瘍化し、子宮頸がんに進行する場合があります。

子宮頸がんは国内で年間10,000人が罹患し、約2,700人の女性が命を落とし、特に20〜30歳代で最も頻度の高いがんです。HPVはハイリスク型が15種類程度存在しますが、その中で主にHPV16型、18型が子宮頸がんの約70%を占めています。

HPVワクチン接種で、16型と18型HPV感染による子宮頸がんを予防できます。公費予防接種の対象は小学校6年生〜高校1年生の女性で、半年間で3回ワクチンを注射することになります。期間を過ぎると自費となりますのでご注意ください。

＊1　前がん病変：今後がんに変わる可能性がある細胞

Q 子宮頸がんワクチンの副反応が 心配ですが？

HPVワクチン接種の副反応は、ほかの予防接種と同等の頻度です。

ワクチンの接種部位の腫れや痛みは、体の中でウイルス感染を防御するための免疫反応としての症状で、ほとんどが数日程度で治まります。国内でワクチンを接種した人の中に、痛み、運動障害、不随意運動＊2、そのほかさまざまな症状が報告されていますが、同様の症状はワクチンを接種していない同じ世代の女性や男性にも報告されており、因果関係は証明されていません。重大な副反応は極めてまれです。

国内の報告によると、約890万回の接種のうち副反応が疑われた方が2,584人（0.03%）で、そのうち90%以上が回復しています。10万人中2人（0.002%）で、回復が確認されていない副反応が報告されています。本ワクチンにより健康被害にあわれた方の救済制度や、対応にあたる専門機関も整備され、安心して接種できる体制が整っています。

＊2　不随意運動：自分の意思とは関係なく、ふるえや手足など体が勝手に動いてしまうこと

一言メモ

約90%の子宮頸がんが予防できる9価ワクチンが自費診療で接種できます。4価ワクチンは男性も自費診療で接種できます。また子宮頸がん検診としてHPV検診も前がん病変の早期発見に有効で、従来の細胞診からHPV単独検診へ、近い将来大きな変化があるかもしれません。

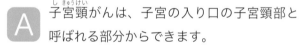

Q 18 子宮頸がんの手術と放射線治療 どちらを受けるか、迷っています

産婦人科 ― 子宮頸がん（手術・放射線治療）

産婦人科
澤山 咲輝（さわやま さき）
医員

Q 子宮頸がんって、どんな病気？

A 子宮頸がんは、子宮の入り口の子宮頸部（しきゅうけい）と呼ばれる部分からできます。

国内で1年間に約11,000人が子宮頸がんと診断されます。診断される人は20歳代後半から増加して、40歳代でピークを迎え、若年者に多いのが特徴です。子宮頸がんの多くにヒトパピローマウイルス（HPV：Human Papillomavirus）の感染が関連しています。

早期であれば、比較的治療しやすいがんですが、進行すると治療が難しいことから、早期発見が極めて重要です。初期では症状がないため、早期発見のためには定期検診が必要です。20歳以上は2年に1回、子宮頸がん検診を受けましょう。ほとんどの市町村では、検診費用の多くを公費で負担しており、一部の自己負担で受けることができます。

また、性交渉開始前にHPVワクチンを接種することで7～8割予防できることが分かっています。しかしワクチン接種を受けたとしても、定期的に子宮頸がん検診を受けることが大切です。

Q 治療の決め方は？

A 子宮頸がんの進行の程度は、早期から進行するにつれてⅠ期～Ⅳ期の病期（ステージ）に分けられ、治療方法は、がんの進み具合や全身状態などから検討します。

子宮頸がんの治療には、手術療法、放射線治療、薬物療法があり、それらを単独で行ったり、組み合わせて行ったりすることがあります。

「図1」は、子宮頸がんに対する当院の治療方針です。図にある治療法は標準的なもので、基礎疾患などの有無や妊娠・子宮温存の希望、がん細胞の種類によって、別の治療法を選択することもあります。

手術方法は病期によって異なり、代表的なものに円錐切除術（えんすいせつじょじゅつ）（図2）や単純子宮全摘出術（図3）、広汎子宮全摘出術（図4）などが挙げられます。当院では、腫瘍（しゅよう）サイズの小さい子宮頸がんには、腹腔鏡手術（ふくくうきょうしゅじゅつ）も行っています。

放射線治療は骨盤の外から照射する外照射と、直接子宮頸部のがんに照射する腔内照射を組み合わせることで、より高い根治性（こんち＊1）もめざせます。腔内照射装置を配備している施設は県下では当院だけであり、積極的に腔内照射を行っています。また、進行した子宮頸がんには、抗がん剤とともに放射線治療を行うこと（同時化学放射線療法）が多いです。

子宮頸がんの場合、根治的な治療として、手術療法か、同時化学放射線療法、または両方の治療を行うことが多いです。当院では、患者さんにとってより根治性が高い治療を個別に検討し、提案しています。

＊1 根治：完全に治すこと。治癒

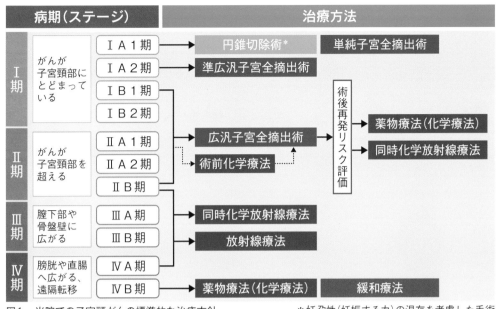

病期（ステージ）			治療方法	

図1　当院での子宮頸がんの標準的な治療方針　　＊妊孕性（妊娠する力）の温存を考慮した手術

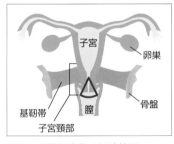

図2　円錐切除術の切除範囲
子宮の多くを残して、子宮頸部の一部を円錐状に切除します

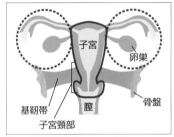

図3　単純子宮全摘出術の切除範囲
基靭帯など子宮頸部の周りの組織は取らず、子宮だけを切除します

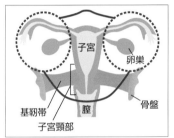

図4　広汎子宮全摘出術の切除範囲
子宮と一緒に、基靭帯や腟なども広範囲に切除します

Q　治療による副作用は？

A　子宮頸がんの手術方法によって合併症が異なります。特に、ⅠB期以上で行う広汎子宮全摘出術では、がんを完全に取りきるために、「図4」のように子宮頸部の周りの組織を広く切除し、骨盤内のリンパ節も一緒に切除（リンパ節郭清）します。根治性が高い手術である一方、リンパ浮腫、排尿のトラブルなどの合併症が一定の割合で起こります。また、閉経する前に卵巣を摘出すると、ほてりやだるさ、頭痛、肩こりなどの更年期症状が出ることがあります。

がんの進行や年齢、がん細胞の種類など、一定の条件を満たしていれば、卵巣を残すことも可能です。卵巣を摘出した場合でも、ホルモン補充療法で症状が改善することがあります。

放射線治療の副作用には、急性期反応（治療を始めて数週間以内に発症）と、晩期合併症（治療後数か月〜数年経って発症）があります。

急性期反応には、だるさ、吐き気、照射されたところの皮膚炎、膀胱炎などの症状があり、治療終了後には通常自然に治っていきます。

晩期合併症には、消化管からの出血や閉塞※2、穿孔※3、直腸腟ろう※4や、尿路の障害として出血、感染、膀胱尿管腟ろう※5などがありますが、必ずしも起こるものではありません。

※2　閉塞：心臓に血液を運ぶ血管（冠動脈）が詰まること
※3　穿孔：消化管の壁に穴が開くこと
※4　直腸腟ろう：直腸と腟がつながって腟から便やガスが漏れる状態
※5　膀胱尿管腟ろう：膀胱や尿管と腟がつながって腟から尿が漏れる状態

一言メモ

がん治療は、はじめの治療が肝心です。当院では、患者さんの病期、年齢、体の状態、妊娠の希望、がん細胞の種類、治療による副作用を総合的に評価し、患者さん一人ひとりに合わせた治療を選択しています。

Q 19

子宮体がん・卵巣がんの手術をすると、生活にどんな影響がありますか？

産婦人科
むらかみ りゅうすけ
村上 隆介
科長

産婦人科
さわやま さき
澤山 咲輝
医員

Q 子宮体がんの治療は？

A 子宮体がんは子宮体部にできるがんで（図1）、その多くが子宮内膜から発生するため、子宮内膜がんとも呼ばれています。

最も多い自覚症状は不正性器出血です。月経ではない期間や閉経後に出血がある場合は注意が必要です。子宮体がんと診断される人は40歳ごろから増加して、50歳から60歳代でピークを迎えます。

子宮体がんの治療は、手術による子宮と両側付属器（卵巣・卵管）の切除が基本です。また、がんの進行に応じて、腹部・骨盤内リンパ節郭清が行われます。

手術によりがんを取り除くと同時に、がんの広がりを正確に診断し、抗がん剤治療を追加する必要があるかどうかを判断します。

早期の子宮体がんでは、腹腔鏡下手術やロボット支援下手術が可能な場合もあり、当院でも適応症例には積極的に行っています。出血が少ない、入院が短期間になるなどのメリットがありますが、がんの進行の程度や、年齢、ほかにかかっている病気などによっては、行えない場合があります。

Q 卵巣がんの治療は？

A 卵巣がんは、卵巣に発生したがんです（図2）。はじめはほとんど自覚症状がなく、下腹部にしこりが触れる、お腹が張る、トイレが近い、食欲の低下などの症状があって受診することが多いです。ただ、初診時にはすでにがんが進行していることも少なくありません。しかし、卵巣がんに関しては科学的に根拠のある検診方法が確立されていないのが現状です。

卵巣がんの原因の約10%は遺伝的なものによると考えられています。また、BRCA1遺伝子あるいはBRCA2遺伝子の変異があると、発症しやすくなることが分かっています。血縁の家族に乳がん・卵巣がんの方がいる場合は、遺伝子検査が可能なこともありますので、相談ください。

卵巣がんの治療は、手術によりがんが取りきれたかどうかが予後*に影響します。初回手術では原則、可能な限りがんを摘出します。標準治療として行われているのは開腹での子宮と両側付属器（卵巣・卵管）、大網の切除です。腹腔鏡下手術は標準治療ではありません。残存する腫瘍の大きさが予後に関わるため、腫瘍が腹腔内に広く進展している場合には、術前の抗がん剤治療や、腸管部分切除、横隔膜切除、脾臓切除などが必要になることがあります。また、卵巣がんは再発の危険が高いことがあるため、術後抗がん剤治療を行うことがほとんどです。

＊予後：今後の病状についての医学的な見通し

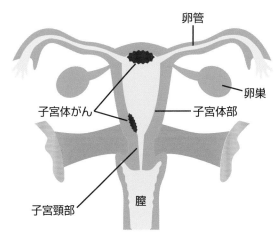

図1　子宮体がんの部位

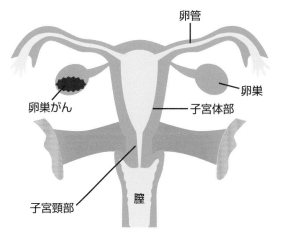

図2　卵巣がんの部位

 手術、術後治療による副作用は？

A　子宮体がん、卵巣がんの場合、両側の卵巣を摘出することが標準となりますが、閉経前に両側の卵巣を切除する手術をした場合、女性ホルモンが減少し、更年期障害に似た症状が起こりやすくなります。

　具体的には、ほてり、発汗、だるさ、イライラ、頭痛、肩こり、動悸、不眠、骨粗しょう症、高脂血症などの症状が出ることがあります。症状の強さや発症する期間は患者さんによって異なるため、年齢や症状に応じて、骨粗しょう症の予防や、これらの症状を軽くするための治療を行います。

　子宮体がん、卵巣がんの手術ではリンパ節郭清を行うことがあります。これは、転移を起こしている可能性があると考えられる場合に、再発を防ぐため、がんだけでなく、がんの周りにあるリンパ節も切除することをいいます。

　リンパ管にはリンパ液と呼ばれる液体が流れており、血液中の余分な水分やタンパク質を吸収する役目を担っています。骨盤内や足の付け根のリンパ節を取り除くと、両足から骨盤を通って心臓に向かうリンパ液の流れが滞り、下半身などがむくむことがあります。このむくみはリンパ浮腫と呼ばれ、治療後早期に発症することもありますが、数年後に発症することもあります。リンパ節郭清後に放射線治療

を追加して行った場合は、よりむくみが出やすくなります。

　むくみが出た場合には、加圧ストッキングを履いたり、リンパ浮腫マッサージを行ったりすることで、悪化を抑えます。

　子宮体がん、卵巣がんでは、残存病変がある場合や、再発の危険が高い場合に、術後の抗がん剤治療が必要となります。抗がん剤治療の副作用は、一般的に、脱毛、口内炎、下痢、白血球や血小板の減少などです。まれに、肝臓や腎臓に障害が出ることもあります。

　また卵巣がんには、分子標的薬という、がんの増殖にかかわっている分子を標的にしてその働きを阻害する薬を使用することがあります。

　副作用の症状の現れ方には個人差があり、症状が強い場合には、治療の途中で薬剤を変更することもあります。治療の経過は患者さん一人ひとりによって異なるため、こうした副作用にも個別に対応することで、よりよい治療を心がけています。

一言メモ

　卵巣がんは、毎年のように遺伝子検査とその結果に基づく分子標的薬の個別化治療が導入され、再発リスクを低減し生活の質を向上させる治療ができるようになっています。また、遺伝性卵巣がんの予防的手術が保険収載されました。手術を受けることで発症リスクを 1/5 に低減できます。

Q 20

血液のがんって、どんな病気ですか？

血液・腫瘍内科
浅越 康助（あさごえ こうすけ）
科長

血液のがんの種類は？

 「悪性リンパ腫（あくせい）」、「白血病（しゅ）」、「多発性骨髄腫（たはつせいこつずいしゅ）」が三大血液がんと呼ばれており、それぞれ病態や治療法が異なります。

●悪性リンパ腫

血液がんの中で最も患者数が多いのが、悪性リンパ腫です。

悪性リンパ腫は、白血球のなかのリンパ球ががん化する病気で、幅広い年齢での発症がみられます。がん化したリンパ球は、リンパ節などで増殖し腫瘤（しゅりゅう）を形成したり、さまざまな臓器に進展して機能障害をきたしたりします。

●白血病

若い世代、特に未成年がかかるがんのうち、最も多いのが白血病です。しかし白血病が若い世代だけのがんということではなく、白血病患者全体の7割以上を60歳以上の高齢者が占めています。

白血病は、骨髄の中にある造血幹細胞（ぞうけつかんさいぼう）ががん化し増殖することにより、正常な赤血球や血小板、白血球が作られなくなる病気です。その結果、動悸（どうき）・息切れなどの貧血症状や歯肉などからの出血症状、発

熱などの感染症状などが出てきます。

●多発性骨髄腫

多発性骨髄腫は、骨髄の中の形質細胞ががん化する病気で、高齢者に多くみられるのが特徴です。骨髄腫細胞が産生するさまざまな物質により、骨が溶けて弱くなり骨折したり、腎（じん）機能の障害をきたしたりします。骨折を機に整形外科を受診して、発症が分かることもあります。

どんな治療法があるの？

いずれの疾患においても、最終的な治療法として「造血幹細胞移植療法が適応になるか」を念頭におきます。その上で、複数の抗がん剤を組み合わせた多剤併用療法による治療計画を立てます。

悪性リンパ腫の主な治療は化学療法です。標準治療である「R-CHOP療法（アールチョップ）」は、分子標的薬と細胞障害性抗がん剤を組み合わせた治療で、多くの悪性リンパ腫の初期治療として使用します。吐き気や血球減少など、副作用の程度が軽ければ外来治療も可能で、通常3〜4週間を1コースとして数コース行います。

白血病の治療は、急性／慢性、骨髄性／リンパ性等のがん化した細胞の性質によって異なります。急性白血病の場合は、骨髄性／リンパ性いずれにおいても多剤併用療法による化学療法を行い、がん化した造血幹細胞を破壊します。同時に正常な細胞も減ってしまうため、輸血や感染症を予防するための無菌室の使用が必須となります。

慢性骨髄性白血病の場合は、分子標的薬による内服治療が中心となります。慢性リンパ性白血病は比

較的ゆっくりと進行していく疾患であり、病気の進行の程度や症状に応じて、経過観察するか治療を導入するか判断します。

　多発性骨髄腫は近年、新規薬剤の登場や治療法の開発により治療成績は格段に進歩してきており、長期に生存される患者さんが多くなっています。

　治療は、自家移植（自分の造血幹細胞を使う治療）が可能な65歳以下の患者さんと、自家移植が困難な66歳以上もしくは65歳以下でも基礎疾患等のため自家移植が行えない患者さんとでは治療方針が変わってきます。特に、高齢の患者さんには、生活の質を重視した、外来での投薬を中心とした治療を選択します。

Q 移植治療とは、どんな治療？

A 　移植には、前述した自分の細胞を使う「自家移植」と、家族や骨髄バンクなどから提供される自分以外の細胞を用いる「同種移植」があります。いずれの移植でも、移植前にがん化した細胞を徹底的に減らすため、強力な抗がん剤治療を行います。同時に自分の正常な造血幹細胞もなくなってしまうため、あらかじめ採取した自分の造血幹細胞や、自分以外から提供された造血幹細胞を用いることによって、造血を回復します。

　さらに同種移植では、造血の回復のほか、新たな免疫能を得るという目的があります。強力な抗がん剤治療でも残ってしまったがん化した細胞を、自分以外の細胞から得られる新たな免疫能によって駆逐するという考えです。特に再発難治性の血液がんに対しては、後者の効果を期待して、同種移植が選択されます。

骨髄検査

　骨髄は骨の内側にある柔らかい組織で、白血球、赤血球、血小板などを作っています。骨髄検査とは、特別な針（穿刺針）で骨髄組織の一部を吸引採取する検査で、血液をつくる能力や血液疾患の原因、さらに腫瘍細胞の有無を調べます。血液疾患が疑われたら避けることができない検査です。診断のためだけでなく、治療効果の判定など複数回行うこともあります。

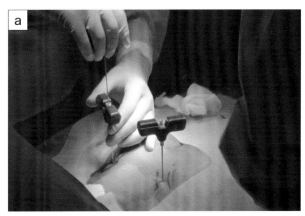
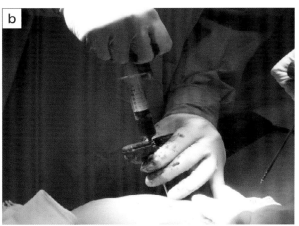

写真1　同種骨髄移植ドナーからの幹細胞採取術
a：全身麻酔下においてうつ伏せの状態で、腸骨の両側から専用の採取針を用いて穿刺します
b：1回の吸引で5cc程度の骨髄液を採取します。採取針の位置や深さを変えながら吸引を繰り返し、移植に必要な量の骨髄液を確保します

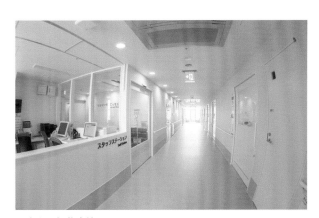

写真2　無菌病棟
Class100（ISO5）2床、Class1000（ISO6）6床を有する無菌治療エリア

　採取は、おしりの骨（腸骨）から行うのが一般的です。うつ伏せ、もしくは横向きになって、背部から皮膚と骨の表面に局所麻酔を行ったあと腸骨に穿刺します。局所麻酔のときに少し痛みがあります。また、吸引時にも瞬間的な痛みがあります。検査自体は15分程度で終わります。検査による合併症もまれです。外来でも可能な検査で、検査終了後安静ののち、問題がなければ帰宅できます。

Q 21

泌尿器科 — 前立腺がん

前立腺がんはどんな病気？ どんな治療法がありますか？

泌尿器科
吉田 徹
科長

Q 前立腺がんの特徴を教えて

A 前立腺は男性のみにある臓器で、精液の一部となる前立腺液を分泌する働きがあります。前立腺液には、PSAというタンパク質が含まれており、精子が働きやすい環境をつくる役割を担っています。

最近、前立腺がんと診断される患者さんの数は国内では増加しており、男性で最も多いがんの1つです。前立腺がんは主に60歳くらいから増加し、80歳以上の高齢者では、日常生活であまり困らないような前立腺がんのある患者さんもたくさんいます。

前立腺がんは、進行がゆっくりで初期には無症状のことが多いのが特徴です。尿が出にくい、尿の回数が多い、尿が残った感じがするなどの症状が出ることがありますが、これは前立腺肥大症でも起こるので、前立腺がんに特有の症状とはいえません。

前立腺がんの早期発見には、無症状でも積極的に検査を受けることが重要です。「PSA検査」という血液検査で、前立腺がんの可能性のある患者さんは絞られます。これは、がんや炎症などにより血液中に漏れ出したPSAの値を調べる検査です。前立腺が

んが強く疑われる患者さんは専門医を受診して、より詳しい検査を受けることをお勧めします。

PSA検査の結果が著しく高い数値のときは、進行した前立腺がんを強く考えますが、この場合はリンパ節や骨に高い頻度で転移している可能性があります。

Q 前立腺がんは 手術や放射線治療で 治すことができるの？

A 前立腺がんには「手術療法」「放射線療法」「内分泌療法（ホルモン療法）」など、さまざまな治療法があります。これらの治療を単独あるいは組み合わせて行います。初期のがんと診断されていても、治療を開始せずに経過をみることもありますが、がんの広がりや悪性度の強さ、患者さんの全身状態、年齢などを考えて、最適な治療法の選択に努めています。治療法のうち、前立腺がんを完全に治す（根治）目的で行われるのは手術と放射線治療です。

前立腺がんの手術では、前立腺と精嚢を切除し、がんを確実に取り除いて膀胱と尿道をつなぎ合わせる前立腺全摘除術が広く行われています（図1）。この手術には開腹手術、腹腔鏡手術、ロボット支援手術があります。

当院では、最新型の手術用ロボット「ダビンチ」を使用した手術を行っています。多くの患者さんで手術後しばらくの間は尿失禁がみられますが、次第に回復します。ロボット支援手術は小さな創で出血が少なく、機能温存ができ、回復が早いなどの利点があります。

放射線治療も前立腺がんを根治できる可能性があ

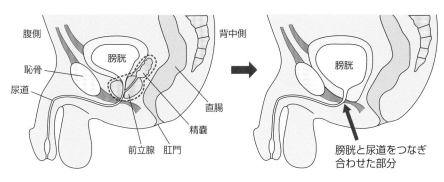

腹側 | 背中側
膀胱
恥骨
尿道
直腸
精嚢
前立腺 肛門

膀胱
膀胱と尿道をつなぎ
合わせた部分

図1 前立腺全摘除術

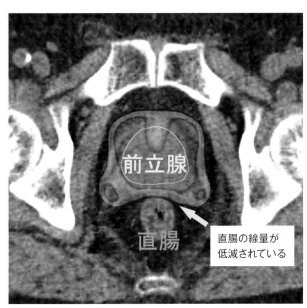

前立腺

直腸

直腸の線量が
低減されている

図2 前立腺放射線治療

り、多くの患者さんは内分泌療法と組み合わせて治療しています。当院では、最新の放射線治療機器を用いてIMRT（強度変調放射線治療）を行っています。がんに放射線を集中させ、周囲の正常組織への放射線の量を少なくすることで、副作用を抑えることができます（図2）。

放射線治療の特徴として、がんを切らずに治療できること、高齢者や体力のない患者さんの体への負担が少ないこと、通院で治療が可能なことがあげられます。

手術と放射線治療のそれぞれの良い面を患者さんに説明の上、相談して治療方針を決めています。

Q 前立腺がんの薬物療法はどんな場合に行うの？

A 前立腺がんのがん細胞は、精巣および副腎から分泌される男性ホルモンの影響を受けて増えていきます。

男性ホルモンの分泌やその作用を抑えて、がん細胞の増殖を抑制する治療が内分泌療法（ホルモン療法）で、完全に治すことを目的にしている治療法ではありません。前立腺がんが非常に進行していて手術や放射線での根治治療ができない場合や、高齢者などに、がんの進行を抑えることを目標に治療を行っています。

診断時にがんがあまり進行していない場合は、数年以上内分泌療法を続けることで効果があり、がんの進行もあまり目立たず、元気に過ごされている患者さんもたくさんいます。

内分泌療法では、男性ホルモンを抑える薬を注射や内服で投与する場合があります。しかし長期間治療を続けていると、徐々に効果が弱まり、症状が再び悪化することがあります。

内分泌療法で進行を抑えきれなくなった進行前立腺がんの患者さんには、副作用に注意しながら、新しいホルモン剤や抗がん剤などの薬物療法を積極的に行っています。

Q 22

腎がん（腎細胞がん）の治療にはどんな方法がありますか？

泌尿器科
吉田 徹
（よしだ　とおる）
科長

Q 腎がんの手術とは？

A 腎臓には、血液を濾過（ろか）して、体内の老廃物や余分な水分などを尿として体外へ排泄する働きがあります。腎臓にできるがんには、腎実質の細胞ががん化する腎細胞がんと、腎盂粘膜（じんうねんまく）より発生する腎盂がんがありますが、ここでは、一般的に「腎がん」を指す腎細胞がんについて説明します。

腎がん（腎細胞がん）は進行するまで、なかなか症状が出ないことが多いのですが、最近は人間ドックや健康診断で行う腹部エコー、ほかの病気で行うCTなどで腎がんが偶然見つかる患者さんが増えています。転移がない場合は手術が最も有効な治療法で、手術による根治（こんち）*をめざします。

当院では、以前から腹腔鏡（ふくくうきょう）での手術を積極的に行っています。創（きず）が小さいため、患者さんの体の負担が少なく回復が早いことが期待できます（図）。初期で小さな腎がんに対しては、手術用ロボット「ダビンチ」を使用した腎部分切除術を行っています。通常の腹腔鏡では難しかったがんの切除や、出血した場所を縫うことが、より精密にできるようになりました。

*根治：完全に治すこと。治癒

Q 腎がんの薬物治療について教えて

A 転移のある腎がんの患者さんや、腎がんの手術後に転移や再発が見つかった患者さんの治療は、内服薬や点滴を用いた薬物療法が中心となります。

分子標的薬というタイプの薬が出てから、進行した腎がん患者さんの病状の進行を抑えたり、腫瘍（しゅよう）を小さくしたりすることが以前よりもできるようになってきました。数年前からは免疫チェックポイント阻害薬（「免疫力を利用した新たながん治療—がん免疫療法！」26ページ参照）というタイプの新しい薬が使えるようになりました。さらに患者さんの病状によっては、分子標的薬や免疫チェックポイント阻害薬のうち、2種類の薬を同時に使って行う治療ができるようになっています。

腎がんを薬物治療で完全に根治することは難しいのですが、長期間病状が安定する患者さんも増えてきています。当院でも副作用に注意しながら、こういった薬物治療を積極的に開始するようにしています。

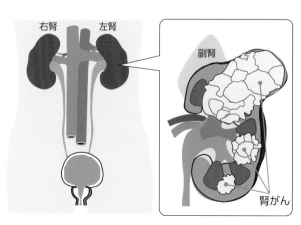

図　腎がん（腎細胞がん）

泌尿器科 — 膀胱がん

Q 23 膀胱がんの症状や検査・治療はどのようなものですか？

泌尿器科
よし だ　 とおる
吉田 徹
科長

Q 膀胱がんの症状はどんなものが多いの？

A 膀胱がんの患者さんは、血尿（尿に血が混じる）の症状をきっかけに診断されることが多く、特に中高年の方で痛みや特別な症状を伴わずに赤い色が分かるような血尿（無症候性血尿）の場合には、膀胱がんを疑って検査を受けることを勧めています。

血尿のある患者さんでも膀胱炎や尿管結石症が見つかって、膀胱がんではないこともしばしばありますが、一方で、「すぐによくなった」「疲れていたから」といって病院を受診しない間に何度か症状を繰り返して、がんが大きくなることもよくあります。

尿検査や超音波検査のほか、膀胱の内視鏡検査（膀胱ファイバー）でがんがあるかどうかを診断し、ほかの臓器への転移や周囲のがんの広がりを調べるために、CTやMRI検査などを行います。

Q 膀胱がんと診断された場合は、どのような治療になるの？

A 膀胱がんの治療では、はじめにがんの悪性度や根っこの深さの確認と治療をかねて内視鏡手術を行い、追加治療の必要性を検討します（図）。追加治療が必要ない場合は、定期検査のみになります。

浅いがんと診断された場合でも、膀胱の中に抗がん剤を注入する膀胱内注入療法を、通院で行うことがあります。薬の種類や回数は、がんの数や大きさによって決めていきます。初回手術の結果によっては、2回目の内視鏡手術を行うことがあります。

膀胱内注入療法で効果がみられなかった場合は、膀胱を摘出することもあります。転移はなくても膀胱の奥深くに進行している膀胱がんの場合、標準手術治療は膀胱を摘出する手術（膀胱全摘除術）です。この手術を受ける場合は、尿を体外に排出して溜めておく「ストーマ」が通常は必要になります。

体のほかの部位に転移があるなど、膀胱がんが進行している場合には、抗がん剤などの薬物療法を中心とした治療を行います。

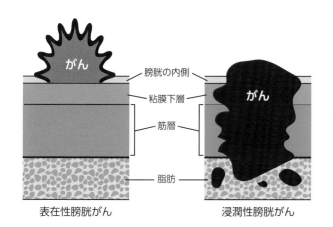

表在性膀胱がん　　　浸潤性膀胱がん

図　膀胱がん

Q 24 脳腫瘍を後遺症なく治療することはできますか？

脳神経外科、放射線治療科 — 脳腫瘍

脳神経外科
ほうじょう まさ と
北条 雅人
科長

放射線治療科
やまうち ち か こ
山内 智香子
科長

Q 脳腫瘍はすべて悪性なの？

A のうしゅよう
脳腫瘍は、脳や脳を包む膜、脳神経からできる腫瘍（原発性脳腫瘍）と、体のほかの部分にできたがんが脳に転移してくる腫瘍（転移性脳腫瘍）に分けることができます。1年間に、人口10万人当たり約15人が新たに原発性脳腫瘍と診断されています。原発性脳腫瘍は細かく分けると約150種類にもなりますが、大きくは良性と悪性に分けることができます。

良性脳腫瘍は、脳そのもの以外からできることが多く、周囲の組織との境い目がはっきりしていて、ゆっくりと大きくなります。悪性脳腫瘍は、周囲の組織との境い目がはっきりしておらず、しみ込むように速く大きくなることが多いです。

腫瘍のできる場所によって、手足の麻痺、言葉の障害、目の見えにくさなど、さまざまな症状が出ます。さらに、脳は頭蓋骨の限られた空間にあるため、腫瘍ができて頭蓋骨の中の圧力が高まると（頭蓋内圧亢進）、頭痛や吐き気が起こります。

最近は、脳ドックなどで無症状で見つかることも増えてきました。無症状で偶然見つかった場合、良性であれば様子をみていくのが良いこともありま

す。無症状でも良性でない場合、あるいは良性でもすでに症状がある場合は、治療を開始する必要があります。

Q 手術は必ず後遺症が出るの？

A 脳腫瘍の治療は、手術、放射線治療、薬物療法の3つの方法に分けられます。腫瘍の種類によってそれぞれ効果のある方法が違い、1つの方法で治療する場合といくつかを組み合わせて治療する場合があります。

手術では、頭部を切開し、顕微鏡を使って拡大しながら慎重に病変を取り除いていきます。部位によっては、内視鏡（胃カメラのような器具）を使うこともあります。摘出する際に、すぐそばの脳や神経にダメージが及ぶ危険性があります。例えば、手足を動かす脳の領域に近い病変では手足の麻痺が、言葉の中枢に近い病変では言葉の障害が残る危険性があります。視神経を圧迫している腫瘍では、手術後に目が見えにくくなる危険性があります。こういった後遺症を残すことなく摘出が行えるように、さまざまな器具や技術が発展してきました。

ナビゲーションシステムは、車に搭載されている

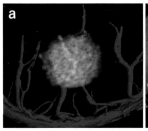
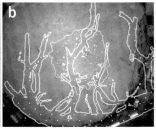

図1　術中ナビゲーションを使用して手術した症例
a. 術前CTで作成した血管と腫瘍の像
b. 術中、頭蓋骨を開く前に、腫瘍や血管を顕微鏡の視野に投影

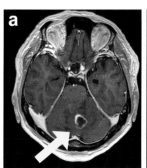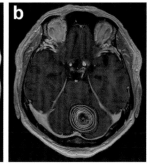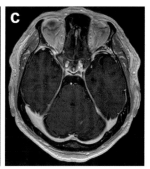

図2　肺がんの小脳転移に定位放射線治療を行った症例
a. 小脳に約19mmの転移性脳腫瘍
b. 定位放射線治療：腫瘍部に集中して照射
c. 治療後腫瘍はほぼ消失

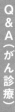

カーナビのような機能の装置で、手術中にどの部分を操作しているか画面上のMRIやCTの画像に表示されます。さらに、顕微鏡を通して見ている視野に病変の範囲を投影して写し出すこともできます（図1）。脳腫瘍の手術では非常に有用なシステムです。神経膠腫（しんけいこうしゅ）という悪性の腫瘍の場合は、腫瘍と脳との境い目が分かりづらいのですが、手術日の朝に特殊な薬を内服しておき、手術中に特殊な光を当てると腫瘍を赤く光らせることができます（術中蛍光診断（じゅっちゅうけいこうしんだん））。

　手術の道具や技術の発展は日進月歩で、後遺症を避けて安全に効果的な治療が行われるよう工夫されています。

Q 脳腫瘍の放射線治療とはどんなもの？

 放射線治療は、体の外から高エネルギーの放射線を当てる治療です。当院ではX線を用いていますが、ガンマナイフと呼ばれる装置ではガンマ線を使います。放射線治療は手術できない場所の脳腫瘍や、手術で切除しきれなかった腫瘍も治療することが可能です。放射線治療技術の進歩によって、非常に精密な治療が可能となっています。

　原発性の脳腫瘍に対しては、手術療法や薬物療法と組み合わせますが、正常な組織を守りながら高い線量の放射線を当てるために、強度変調放射線治療（きょうどへんちょう）という特殊な技術を用います。また、小さな転移性脳腫瘍などに対しては、非常に高精度な治療である定位放射線治療（ていい）（いわゆるピンポイント治療）で手術に匹敵する高い効果が期待できます（図2）。

Q 薬物療法に使う薬にはどんなものがあるの？

 脳腫瘍の治療に使う薬には、さまざまなものがあります。ここでは、代表的なものをいくつか紹介します。

　神経膠腫という種類の腫瘍は、手術、放射線治療、薬物療法を組み合わせて治療することが重要です。標準的な治療として、手術の後、テモゾロミドという薬を内服しながら放射線治療を行います。この薬は、放射線治療が終わった後も定期的に内服します。さらに、ベバシズマブという注射薬も効果があり、2週間に1回、点滴を行います。

　下垂体腺腫（か すいたいせんしゅ）という腫瘍のうち、プロラクチン（乳汁を分泌させるホルモン）を産生するタイプでは、手術せずにカベルゴリン（もともとはパーキンソン病の治療薬）を週に1回の内服で治療することができます。成長ホルモンを分泌するタイプ（先端巨大症）では、術後ホルモンの正常化が不十分な場合、ソマトスタチン誘導体というグループの薬を毎月1回注射することが効果的です。

　このほかにも、さまざまな薬があります。腫瘍の種類に応じて、最も適切なものを選択して治療していくことが重要です。

一言メモ

　脳腫瘍の治療には、手術、放射線治療、薬物療法があります。主治医とよく相談して、これらを適切に組み合わせて治療していくことが重要です。

緩和ケア科
はなき　こうじ
花木 宏治
科長

Q
Q 25

緩和ケア科 ― 緩和ケア

「緩和ケア」とは
どんなことをするのですか？

Q 「緩和ケア」って、何ですか？

病気になったときは、さまざまなつらいことがあります。痛みなど、体の症状だけではありません。

気持ちがイライラしたり落ち込んだり、仕事や経済的なことで悩んだり、また「どうしてこんな病気になったのだろう」と考えることもあるかもしれません。これらのつらさをまとめて「全人的苦痛」と表現します（図1）。

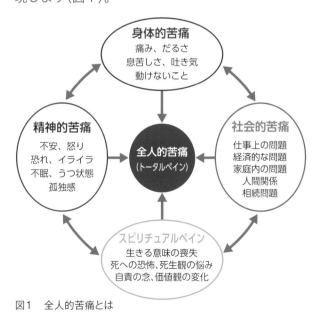

図1　全人的苦痛とは

緩和ケアの目的は、この「全人的苦痛」をできる限り予防したり、和らげたりすることで、患者さんと家族の「生活の質・生命の質」（QOL）をより向上させようとすることです。死を早めようとしたり遅らせようとするものではありません。

Q 「緩和ケア」はいつ、どこで受けられますか？

緩和ケアとは、終末期の患者さんに対して行うケアのみを指しているのではありません。緩和ケアは患者さんが自分らしく生きること、ならびにその家族を支援することを重視して、診断時から治療中、さらには終末期や遺族ケアに至るまで、すべての過程で提供されます。

病気でつらい思いをしている患者さんにとって大事なことは、いつでも、どこでもつらさを緩和するケアを受けられることです。まずは、皆さんの周りにいる医師や看護師などの医療スタッフに相談してみてください（図2）。

当院では、より難しい問題に対しては、緩和ケアについて特別なトレーニングを受けた専門家が対応します。そのために、通院中は今かかっている科から「緩和ケア外来」に紹介いただけますし、一般病棟入院中は「緩和ケアチーム」に協力依頼があり、主治医とともにつらさの治療にあたります。また、患者さん、家族に対する環境をより充実させた「緩和ケア病棟」も設けています。全個室で20床あり、家族用ベッドや控室もあります。

そのほかにも、「がん相談支援センター」や「がん看護外来」もあり、全体を緩和ケアセンター（図3）がまとめています。かかりつけ医やかかりつけ薬局、

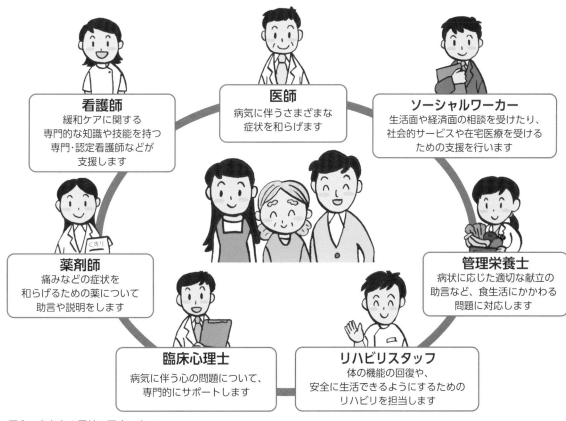

看護師
緩和ケアに関する
専門的な知識や技能を持つ
専門・認定看護師などが
支援します

医師
病気に伴うさまざまな
症状を和らげます

ソーシャルワーカー
生活面や経済面の相談を受けたり、
社会的サービスや在宅医療を受ける
ための支援を行います

薬剤師
痛みなどの症状を
和らげるための薬について
助言や説明をします

管理栄養士
病状に応じた適切な献立の
助言など、食生活にかかわる
問題に対応します

臨床心理士
病気に伴う心の問題について、
専門的にサポートします

リハビリスタッフ
体の機能の回復や、
安全に生活できるようにするための
リハビリを担当します

図2　あなたの周りの医療スタッフ

訪問看護師など病院外の医療機関とも連携して、患者さんが病気のどの段階であっても、どういう生活環境であっても、それに合った緩和ケアを提供できるよう努めています。

Q 「緩和ケアチーム」って、何ですか？

A　緩和ケアチームとは、体の症状をみる医師、精神科医や心理士といった心の専門家、認定薬剤師、認定看護師、ソーシャルワーカー、理学・作業療法士、管理栄養士などが、多方面からの視点、知識をもって、より難しい問題に対応するために集まったものです。チームのメンバーが個々に患者さん、家族に対応することもありますが、チーム全体でも患者さんの問題について話し合います。患者さん、家族も一緒にそのつらさを和らげるための方法を考えていくことになります。

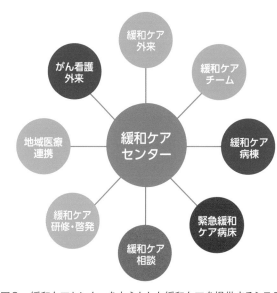

図3　緩和ケアセンターを中心とした緩和ケアを提供するシステム

一言メモ

病気になり、つらい思いをしたときは、そのつらさを「緩和」する方法があることを覚えておいてください。まずは皆さんの周りにいる身近なスタッフに話しかけ、相談してみましょう。解決が難しい場合は、緩和ケアチームや緩和ケア病棟など、より専門のスタッフが対応します。つらさを和らげるため、できることを一緒に考えましょう。

Q 26 遺伝性腫瘍とは、どのようながんでしょうか？

遺伝子診療センター ─ 遺伝性腫瘍とカウンセリング

放射線治療科
山内 智香子
科長

Q がんは遺伝するの？

A 私たちの体にある細胞には遺伝子という、体を作り生命を維持するための設計図があります。がんは、細胞の中の遺伝子に傷ができて、それが修復されずに異常な増殖を起こして発生します。遺伝子の傷は、たばこやウイルス感染、化学物質など、さまざまな環境要因で起こります。ヒトには遺伝子の傷を修復したり、異常な細胞の増殖を抑えたりする機能が備わっています。しかし、一部の方には生まれつきその機能をつかさどっている遺伝子に異常（変異といいます）があって、遺伝的にがんにかかりやすい体質を持っていることがあります。このように、生まれつきの遺伝子変異によってかかりやすい「がん」のことを遺伝性腫瘍といいます。

家系内に①若くしてがんにかかった方がいる、②繰り返しがんにかかった方がいる、③特定のがんが多く発生している、などがあてはまる場合には、遺伝性腫瘍の体質を持っている可能性があります。

Q がんの遺伝が心配なのですが

A 家系内にがんにかかった方が多いと、遺伝性腫瘍の体質を持っているかどうか心配になると思います。まずは、がん相談支援センターに相談してください。相談者が希望する場合や、相談員が必要と判断した場合には、遺伝カウンセリングを受けてもらうことをお勧めします。

遺伝性腫瘍にはいくつかの種類があり、原因となる遺伝子が分かってきています。確定診断には血液を用いた遺伝学的検査を行います。変異があると分かることで、生まれつきの一生変わらない体質を持っていることや、将来かかるかもしれないがんの可能性、血縁者も同じ体質を持っている可能性を知ることになり、心の負担になるかもしれません。

検査前にはカウンセリングで検査のメリット・デメリットをよく話し合います。検査結果で変異があると分かった場合には、その後の本人の予防や検診など、健康管理や親族への対応について、話し合っていきます（図）。

```
相談窓口
がん相談支援センター
   ↓
  予約
   ↓
相談・遺伝カウンセリング
専門知識と経験のある医師・遺伝カウンセラーが対応
本人の病歴や血縁者の病歴について聴取
遺伝性腫瘍の可能性について検討
   ↓
家族性腫瘍疑い          家族性腫瘍疑いなし
   ↓                      ↓
遺伝学的検査            一般的ながん検診
   ↓
遺伝子変異あり   遺伝子変異なし
   ↓
健康管理のアドバイス
```

図　相談の流れ

Q 27 がん治療の前に歯科口腔外科を受診するのはなぜ？

歯科口腔外科
さいとう しょうた
齋藤 翔太
科長

Q がんと口の中、関係があるの？

A がんの治療中には、口の中のトラブルが起こりやすくなります。

　口の中には多数の細菌が生息しており、全身麻酔での手術のときには、口から気管に人工呼吸のチューブを挿入することになります。口の清掃が不十分だと気管の奥に細菌が押し込まれ、肺炎の原因になることがあります。また、手術や抗がん剤治療、放射線治療で体の抵抗力が弱まったときには、肺炎や重度の口内炎、歯が原因の感染症など、合併症を引き起こし、食事がとれなくなり、治療を中断せざるを得なくなることもあります。特に抗がん剤治療と放射線治療を同時に受けている患者さんは、口腔こうくう内の副作用（口内炎や口腔乾燥、味覚障害）の起こる割合が高くなることが知られています（写真）。

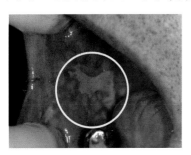

写真　化学療法による頬の粘膜の口内炎

　口の中のトラブルを予防することは、がん治療を問題なく終えるため、また全身状態の悪化やQOL（生活の質）の低下を防ぐためにも大切です。

Q 歯科受診で、何をするの？

A 口の中の衛生状態が悪い場合には、口内炎が発症しやすく、悪化しやすくなります。口腔内のトラブルや合併症をできるだけ防ぎ、食事をしやすいようにするために、専門的な口腔ケアや指導を受けることが重要です。

●専門的口腔ケア
1. 口腔内クリーニング（ブラッシング、舌の清掃、機械的歯面清掃、歯石除去など）
2. ブラッシング指導（自分でしっかりと磨けるように、磨き方や清掃用具の指導を行います）

　口の状態はそれぞれ異なるので、自分に合った歯磨きやケアの方法の指導を受けることが大切です。専門的な口腔ケアの効果として、誤嚥性肺炎ごえんせいはいえんなどの術後感染の減少や、それに伴う入院期間の短縮、抗菌薬の投与量の減少など、さまざまな効果が報告されています。

　がん治療を受ける前に歯科医療機関を受診し、必要に応じて歯の治療や口腔ケアの指導を受けることをお勧めします。

一言メモ

　手術、抗がん剤治療、放射線治療を受けると、口内炎等の口の中のトラブルが悪化し、がん治療に悪影響が出る場合があります。がん治療を受ける前に歯科医療機関を受診し、歯の治療や専門的な口腔ケア、指導を受けることが重要です。

Q 28
皮膚科 — がん治療と皮膚ケア
がん治療による皮膚炎は
どうしたらいいですか？

皮膚科
なかがわ ゆうじん
中川 雄仁
科長

Q がん治療による皮膚炎とは？

A 薬剤により生じた皮膚の発疹は、薬疹と呼ばれます。従来の薬疹は、アレルギー性のものが多く、その場合はたいてい原因薬剤を中止していました。一方、近年はさまざまな機序による抗悪性腫瘍薬（がん細胞を攻撃する従来の薬だけでなく、特定の分子に作用してがん細胞を抑制したり、がん細胞と闘う免疫細胞を活性化するような薬があります）が開発されるようになり、アレルギーとは無関係に薬剤の性質に応じた特徴的な皮膚病変を生じます。

　特に多いのが分子標的薬という種類の抗悪性腫瘍薬による皮膚障害ですので、これに絞って解説したいと思います。ざそう様皮疹（ニキビのような発疹ができる、写真）、爪囲炎（爪の周りが赤く腫れる）、手足症候群（手掌足底が赤くなり、水ぶくれもできてくる）などが有名です。従来の薬疹と異なり、これらは非常に高率に出現します。なぜなら、分子標的薬がターゲットとする分子は、がん細胞だけでなく正常な皮膚組織内にも存在するため、薬剤投与により皮膚もダメージを受けてしまうからです。

Q どう対処したらよいですか？

A 原則として原因薬剤の中止ではなく、皮膚症状を緩和・コントロールしながら、できる限り治療を継続することをめざします。これは前述のように、皮膚障害もまた分子標的薬本来の作用なので、皮膚に症状が出てきたときは抗腫瘍効果も現れていると考えられるからです。ただし、皮膚症状が強ければ、休薬が必要となることはあります。

　治療としては、保湿剤やステロイド外用薬のほか、抗生物質の内服なども使用されます。ゆとりのある靴にしたり、家事や歩行を最低限にするなど、手足の皮膚障害部にかかる外力をなるべく避け、負担を減らした生活習慣を心がけるとよいでしょう。

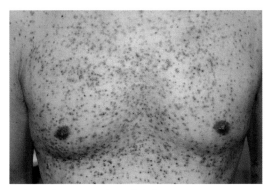
写真　胸部に生じたざそう様皮疹

一言メモ
　皮膚障害が出ても自己判断での休薬などはせずに、まずは主治医に相談するようにしましょう。また、必要に応じて皮膚科への受診も相談してください。皮膚の乾燥には、まずは市販の保湿クリーム（低刺激性のもの）を使用してみるのもいいと思います。

Q&Aでわかる

一般診療

Q 29

高血圧のコントロールとコレステロールについて教えてください

循環器内科
なだはま　てつや
灘濵 徹哉
医員

Q 高血圧のコントロールはどうして大事なの？

A 高血圧とは、安静の状態での血圧が慢性的に正常値よりも高い状態のことです。高血圧の状態が続くと、動脈硬化を促進させ、脳卒中（脳梗塞、脳出血）、心臓病（冠動脈疾患、心不全など）、腎臓病（腎硬化症など）、大血管疾患の重大な原因疾患となります。

高血圧治療の目的は、高血圧の持続によってもたらされる、脳心血管病の発症・進展・再発の抑制とともに、それらによる死亡を減少させ、健康で高いQOL（生活の質）を保った日常生活を送れるよう支援することであり、良好な血圧コントロールを続けることが大事です。

高血圧に対する降圧療法には、降圧剤を内服するだけでなく、減塩を中心とした食事療法、運動、アルコール制限、禁煙、肥満の改善などの生活習慣の修正、および睡眠時無呼吸症候群に対する持続陽圧呼吸や二次性高血圧に対する腎動脈形成術、副腎腫瘤摘出術などが含まれています。当院では高血圧に対して、多くの科や栄養部をはじめとした多職種で治療を行っています。

また、血圧管理に関しては朝夕の家庭での血圧測定が大事です。135/85mmHg 以上の場合は高血圧として対処する必要があり、血圧測定時に「血圧手帳」を用いて、日常の血圧管理に関しても指導しています。

Q コレステロールのコントロールはどうして大事なの？

A コレステロールには、悪玉（LDL）コレステロールと善玉（HDL）コレステロールがあります。悪玉コレステロールは、全身にコレステロールを運ぶ働きをし、善玉コレステロールは、全身から余分なコレステロールを回収する働きを持っています。血液検査（空腹時）で、LDL コレステロール値が 140mg/dL 以上を高 LDL コレステロール血症、HDL コレステロール値が 40mg/dL 未満を低 HDL コレステロール血症と呼び、脂質異常症の診断となります。

脂質異常症の治療には、薬物療法や運動療法（定期的に有酸素運動を行う）、食事療法があります。薬物療法にはスタチン製剤をはじめとした内服薬だけでなく、PCSK9 阻害薬と呼ばれる注射での治療薬もあります。適切な治療を行うことによって良好なコレステロールのコントロールができ、動脈硬化性疾患の予防につながります。

当院では高血圧と同様に、コレステロール異常などの脂質異常症に対しても、多くの科や栄養部をはじめとした多職種で治療を行っています。

循環器内科
井上 豪（いのうえ たけし）
医長

Q30 心臓突然死とICD治療について教えてください

循環器内科 — 心臓の病気

Q 突然死の原因には何があるの？

A 突然死とは、一般に意識がなくなってから1時間以内に起こる内因性（生体内のさまざまな要因で病気を発症すること）の死亡と定義されます。総務省消防庁からの報告によると、国内において心肺停止で救急搬送される患者さんの6割以上が心臓の病気が原因であるとされています。

突然死の原因となる心疾患として、心臓に酸素や栄養を送っている血管（冠動脈）が詰まることで発症する虚血性心疾患（きょけつせいしんしっかん）、心臓の筋肉の異常により心臓の機能が低下する心筋症、致死性（死に至る可能性のある）の不整脈などが重要なものとして挙げられます。

Q 心臓突然死は予防できるの？

A 定期検診での異常、胸痛・動悸（どうき）や失神などの症状から医療機関を受診したことを契機に心疾患が発見され、心臓突然死の予防につながる場合があります。医療機関では診察や血液検査、心電図、胸部X線写真などの一般的な検査のほか、心エコー、運動負荷心電図、ホルター心電図（24時間の心電図を記録する検査）、心臓カテーテル検査

などの追加精査を、必要に応じて実施します。

心疾患の種類にかかわらず、不整脈による突然死を予防する最も有効で確立された治療法の1つに、植込み型除細動器（ICD）があります（図）。ICDは、体内に植込んで心臓の動きを常に監視し、致死性の不整脈を感知すると治療を行う装置です。

ICD植込み手術にかかる時間は平均2時間程度です。最初に局所麻酔を左の鎖骨の下の皮膚に行います（場合によっては右側に行うこともあります）。次にICD本体を挿入するポケットを、麻酔を行った部位の皮下に作成します。左鎖骨の下の静脈に注射してリードを1～2本挿入し、右心室（うしんしつ）や右心房（うしんぼう）に固定します。また、リードは胸の筋肉にも固定します。リードが固定できればICD本体と接続しポケットの中に入れ、切開した傷を縫って終了です。

ICDにより治療が必要であると判断された場合、検出した不整脈の種類や速さによって、ペーシング（電気刺激）や電気ショックなどの治療が段階的に行われます。

ICDは作動の状況により異なりますが、5～7年程度で電池交換の時期となります。通常、ICD本体だけの交換を行い、リードはそのまま使用します。

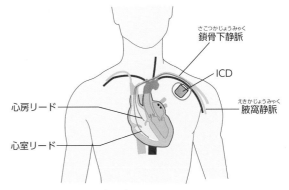

鎖骨下静脈（さこつかじょうみゃく）
ICD
腋窩静脈（えきかじょうみゃく）
心房リード
心室リード

図　植込み型除細動器（ICD）
左胸の皮膚の下にICDの本体が植込まれることが多く、リード線は肩の静脈（腋窩静脈、鎖骨下静脈）を通って心臓の中に固定されます

Q31

循環器内科 — 狭心症、心筋梗塞

狭心症や心筋梗塞の症状、治療のことを教えてください

循環器内科
武田 晋作（たけだ しんさく）
部長

Q 狭心症や心筋梗塞って、どんな病気？

A 心臓の周りにある冠動脈（かんどうみゃく）という動脈が細くなる病気を狭心症、冠動脈が閉塞（へいそく）する病気を心筋梗塞（しんきんこうそく）といいます。

狭心症には2種類あります。

①労作性（ろうさせい）狭心症

動脈硬化が原因となる狭心症です。運動時（階段を昇ったり重いものを持ったり）に胸痛や胸部圧迫感が生じます。通常は5〜15分程度症状が続きますが、安静にすれば症状は消失します。一般的に左側の胸部に胸痛を自覚することが多いですが、左腕・右側の胸部・肩・歯の痛みで発症することもあります。

②冠れん縮性狭心症

冠動脈が痙攣（けいれん）を起こして縮むこと（れん縮といいます）によって生じる狭心症です。労作性狭心症とは違って、安静時に症状が出ます。そのため異型狭心症とも呼ばれます。明け方や寒いとき、飲酒後に症状が出やすいです。

狭心症の中でも、痛みが強くなったり、頻回（ひんかい）に出現したり、持続時間が長くなったりする場合は、不安定狭心症と呼びます。不安定狭心症は心筋梗塞になりやすいので、至急、病院の受診が必要です。

心筋梗塞は狭心症と異なり、冠動脈が完全に閉塞して全く血液が流れなくなる状態が続きますので、通常、胸痛や胸部圧迫感は30分以上続き、冷汗を伴うことが多いです。もともと狭心症の症状がなく、いきなり心筋梗塞となる場合もあります。心筋梗塞は命にかかわる可能性が高いので、すぐに救急車を呼んで病院にいくことが重要です。

Q 狭心症や心筋梗塞が疑われたら？

A 危険な病気のため、すぐに病院を受診することをお勧めします。検査は、心電図・血液検査・心エコー・運動負荷心電図・ホルター心電図・冠動脈CT・心筋シンチグラム・冠動脈造影があげられます。ほとんどの検査が受診当日でも可能です。

治療には、薬物治療・カテーテル治療・バイパス手術があります。冠動脈の病変の状況に応じて、治療法を選択します。急性心筋梗塞（写真）であれば、緊急でカテーテル治療が必要になります。

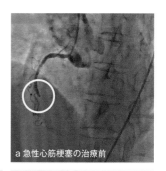

a 急性心筋梗塞の治療前

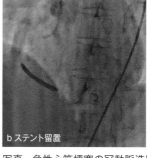

b ステント留置

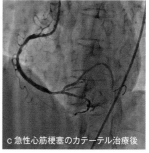

c 急性心筋梗塞のカテーテル治療後

写真　急性心筋梗塞の冠動脈造影写真

Q32 心臓弁膜症について教えてください

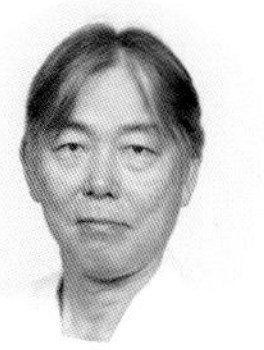

心臓血管外科
やまだ ともゆき
山田 知行
科長

Q 心臓弁膜症とは？

A 心臓の中には右心室（肺に血液を送る）と左
心室（全身に血液を送る）があり、血液の流
れを一方向にするために、それぞれの入り口、出口
に弁があります。弁膜症とは、弁が傷んで異常をき
たした状態です。

弁が狭くなった場合は「狭窄症」、弁の逆流を生じ
た場合は「閉鎖不全症」といいます。重症化すると、
血液の流れに障害をもたらし（血流うっ滞）、息切れ、
動悸、むくみなどの心不全症状が出てきます。悪化
した状態を長年放っておくと、心臓の拡大と筋力低
下を招き、正常な心臓に戻ることが難しくなります。
手遅れになる前に治療を始めることが大切です。

内科治療では、尿を増やす薬や、血圧を下げる薬
を使用しますが、重症の場合は入院が必要となり、
酸素を吸入したり心筋の収縮力を高める薬を使用し
たりします。投薬治療を行っても心不全症状が改善
しなかったり、繰り返したりする場合には外科治療
の対象となります。また、心不全症状を自覚する前
でも、心臓超音波検査や心臓カテーテル検査で弁膜
症の程度が重度であれば、外科治療を行います。

Q どんな外科治療があるの？

A 根本の弁を治療して狭窄や逆流を治すのが
外科治療です。悪くなった弁を修復する弁
形成術（図1）と人工弁で交換する人工弁置換術（図
2）があり、弁の傷み具合や患者さんの年齢によっ
て方法を考えます。

人工弁には生体弁（ブタや牛の心膜を利用）と機械
弁（長持ちしますが血栓予防の薬が一生必要）があ
り、65歳以下の若い方には機械弁が勧められます
が、高齢者には生体弁のほうが安全性が高いため多
く用いられています。一長一短ありますので、専門
医と相談してください。

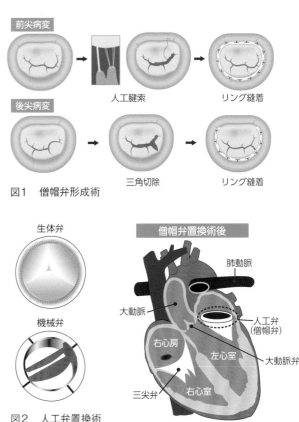

前尖病変　　　　　　　　　人工腱索　　　　リング縫着
後尖病変　　　　　　　　　三角切除　　　　リング縫着

図1　僧帽弁形成術

生体弁
機械弁

僧帽弁置換術後
肺動脈
大動脈
右心房
左心室
人工弁
（僧帽弁）
大動脈弁
三尖弁
右心室

図2　人工弁置換術

Q33 心房細動のアブレーション治療について教えてください

循環器内科 — 心房細動

循環器内科
竹内 雄三（たけうち ゆうぞう）
部長

Q 心房細動って、どんな病気？

A 心臓は左右の心房と心室に分けられるので、4つの部屋があります。心房細動（図1）では「心房が細かく動く」、すなわち心房がふるえた状態になり、左心房の中で血がよどんで、固まりやすくなり（固まった状態を血栓といいます）、血栓が頭に飛んでいくことで脳梗塞を起こしてしまいます。心房細動から脳梗塞が起こると、半数の方は命を失うか、命が助かったとしても自力で歩けなかったり、寝たきりになったりします。

また、心房細動では心拍数が増えることで、心臓が疲れて、そのポンプ機能（全身に血液を送り出す機能）が弱くなってしまい、「心不全」が起こることもあります。最近では、心房細動があると認知症になりやすいことも分かってきました。こうならないためには、できるだけ早く心房細動の治療を始めることが重要なのです。

Q どうやって心房細動を見つけるの？

A 動悸や胸の不快感を自覚する方では、受診して心電図をとって診断されることが多い

のですが、全く症状のない方や、なんとなく疲れやすくなった、めまいがするなど、心臓が原因とは気がつきにくい症状の方もいます。症状のない方では発見が遅れることが多く、脳梗塞で入院したときにはじめて心房細動と診断されることも多いのです。

そこで、皆さんに1つしてもらいたいことがあります。それは自分で脈をチェックすることです。はじめは難しく感じるかもしれませんが、慣れてくれば1日30秒もあれば、簡単に不整脈があるのかをチェックすることができます。

公益社団法人 日本脳卒中協会と一般社団法人 日本不整脈心電学会では、3月9日を脈（ミャク）の日として脈を調べることを勧めています（脈の調べ方は、「心房細動週間」のホームページ〈http://www.shinbousaidou-week.org/selfcheck.html〉を参照ください）。

自分だけではなく、身近な人の脈もチェックしてみてください。脈が不規則だと感じたら、早めに受診して心電図検査を受けましょう。

Q アブレーションで治せるの？

A 心房細動はなりたてのころは、多くの原因が肺静脈にあるといわれています。心房細動は心房がふるえていて、いわば地震が続いている状態なのですが、その震源地が肺静脈の中にあることが多いのです（図1）。

そこで肺静脈と左心房の間に、地震が伝わらないように壁をつくることで（肺静脈隔離）、心房細動が起こらないようにする治療が、約20年前に国内で始まりました（アブレーション治療）。当時は半日ほどかけて行っていたのですが、治療技術の進歩によ

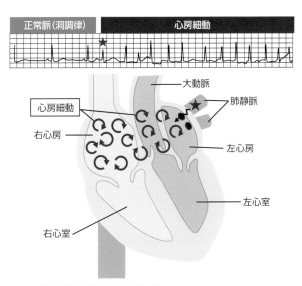

図1　肺静脈から生じる心房細動
肺静脈から地震が起こり左心房に伝わることで、心房細動が起こる（心電図で★の瞬間）

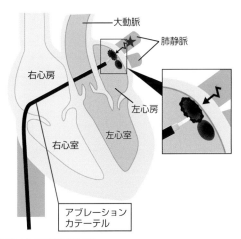

図2　高周波による肺静脈隔離
肺静脈出口の周囲でカテーテルに高周波電流を流して「やけど」させることで、壁をつくり、地震を左心房に伝えない

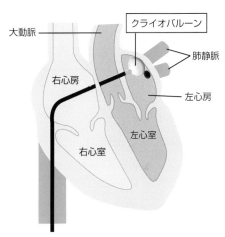

図3　クライオバルーンによる肺静脈隔離
肺静脈を風船で閉塞させ、マイナス60℃程度の冷却ガスで風船を超低温にして壁をつくる

り、今では2時間以内、3泊程度の入院で行うことが可能になってきました。

　また、肺静脈隔離は従来から行われていた高周波アブレーション（図2）に加えて、クライオバルーンによるアブレーション（図3）も選択できるようになりました。クライオバルーンはカテーテルの先端に直径28mmの風船がついており、この風船を肺静脈に押し当てて、マイナス60℃程度の冷却ガスで風船を超低温にすることで、短時間での肺静脈隔離が可能になります。

　ただ心房細動になってから時間がたってしまうと、年をとるとシワができるように、心房の中にもシワができてしまいます。心房細動にもなりたての「若い心房細動」もあれば、長時間続いている「老いた心房細動」もあるのです。

　「老いた心房細動」では、肺静脈隔離だけで心房細動を治すことは難しくなってきますし、アブレーションで心房細動が起こらなくなっても、心房の中にできたシワは残ってしまい、心房の働きは低下したままのことがあります。できるだけ早く心房細動を見つけることが、アブレーションで完全に治すためには重要なのです。

　当院では、一人ひとりの患者さんの状態に合わせて、アブレーションで心房細動を本当に治すことができるのか、アブレーションは高周波とクライオバルーンのどちらが良いのか、をしっかりと説明した上で、最適な治療の提案に努めています。

一言メモ

　心房細動をできるだけ早く見つけて治療すれば、数時間で治せる時代になってきました。まずは自分や身近な人の脈をチェックしてみて、脈が不規則だと感じたら、早めに受診して心電図検査を受けましょう。

Q&A（一般診療）

Q 34

循環器内科 — 心不全

心不全の治療について教えてください

循環器内科
犬塚 康孝（いぬづか やすたか）
副部長

Q 心不全はどのように治療するの？

 心不全の治療は、①心不全の原因に対する治療、②心不全自体の治療に分かれます。

① 心不全の原因に対する治療

心不全の原因は、心臓の弁の異常（弁膜症）、心筋梗塞など、心臓に酸素や栄養を送っている冠動脈の異常、高血圧や心筋症など、心臓の筋肉自体に異常を起こす場合に大別されます。

当院では、心臓超音波検査、核医学検査、MRI、病理検査など、さまざまな手段を駆使して原因を特定し、心臓血管外科も含めたハートチームで協議した上で、薬物治療、カテーテル治療、デバイス治療（ペースメーカー等）、外科手術などの治療選択肢の中から最善の治療の提供に努めています。

② 心不全自体の治療

むくみや息切れを改善させるための利尿薬、心臓に有害なホルモン系をブロックするβ遮断薬、ACE阻害薬、ミネラルコルチコイド受容体拮抗薬などの飲み薬で治療を行います。2020年より、アンジオテンシン受容体・ネプリライシン阻害薬などの心不全治療の新薬が複数出てきており、当院ではそのような新薬も含めた適切な薬物治療を行っています。

Q 心不全のチーム医療とは？

A 心不全で治療中に悪化して入院が必要になる誘因は、塩分のとりすぎ、薬の飲み忘れ、過労など、患者さん自身で予防可能な因子が上位を占めることが報告されています。これらの因子に対して多くの職種で介入していくことは「包括的疾病管理プログラム」と呼ばれており、最新の薬物治療や手術にも匹敵する効果があることが分かっています。

看護師による心不全看護外来や、心臓リハビリテーションのときに患者さんの状態を詳細に評価し、最適なサポート（理学療法士による適切な運動療法、薬剤師による服薬指導、管理栄養士による栄養指導など）を提供することで、心不全患者さんのより健康的な生活を支えることをめざしています。

当院では、包括的疾病管理プログラムと最新の薬物療法や手術も含めた心不全治療を両輪として、多職種チームで心不全患者さんの最適な治療の提供に努めています。

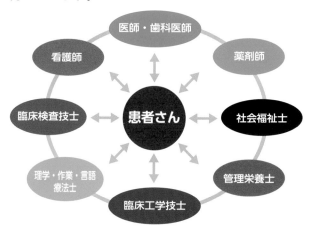

さまざまな職種のメンバーがそれぞれの専門性を生かして、心不全患者さんの療養生活を支えます。困っていることや不安なことがあれば、気軽に相談ください

図　多職種による心不全のチーム医療

Q35 心臓血管外科 — 大動脈瘤

大動脈瘤の治療について教えてください

心臓血管外科
やまだ ともゆき
山田 知行
科長

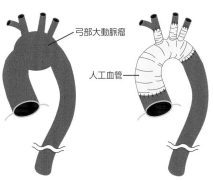

図1　人工血管置換術

（弓部大動脈瘤、人工血管）

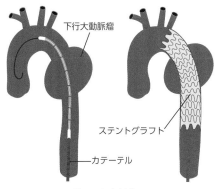

図2　ステントグラフト内挿術

（下行大動脈瘤、ステントグラフト、カテーテル）

Q どんな状態だと大動脈瘤の治療が必要?

 大動脈瘤（だいどうみゃくりゅう）は小さい間は痛みなどの症状はなく、放っておいて問題ありません。しかし、サイズが大きくなると破裂の危険が高くなるため、治療が必要です。おおむね、胸部では6cm、腹部では5cm以上で手術を考えます。

Q どんな治療法があるの?

 破裂の予防には、まず高血圧の方は薬をもらって140mmHg以下の正常血圧を維持することが大切です。破裂という爆弾を処理するには外科治療が必要です。人工血管を用いて動脈瘤を置換（ち）する手術が根本的な治療（図1）となりますが、大きな皮膚切開が必要です。

　近年、ステントグラフトという人工血管を動脈瘤の内部に挿入して（図2）、破裂を回避する方法が開発されました。動脈瘤の場所や形によって不可能な場合もありますが、患者さんの体への負担が少なく、高齢者の方には適しています。利点欠点はそれぞれありますので、専門医との相談をお勧めします。

一言メモ

　人工血管置換術とステントグラフトを組み合わせて、広範囲の大動脈瘤の治療も可能となっています。

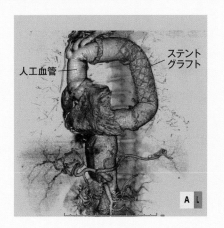

（人工血管、ステントグラフト）

Q 36 慢性腎臓病（CKD）になったらどうなるの？

腎臓内科
えんどう しゅういちろう
遠藤 修一郎
科長

Q 慢性腎臓病（CKD）とは？

A 腎臓は腰上部にある、そら豆のような形をした左右一対の臓器です（図）。握り拳程度の小さな臓器ですが、体内に生じた老廃物や余分な水分を尿として体外に排泄するという大きな役割を担っています。

　そのほかにも腎臓はさまざまな働きをしていますが、その中でも一番大切な血液を浄化する機能については、老廃物の1つであるクレアチニンが体内にどれだけ蓄積しているかを指標として測定すること

ができます。

　血液中のクレアチニン値（CRE）や、その値をもとに年齢に応じて自動的に算出される推定糸球体濾過量（eGFR）により、腎機能が評価されます。腎機能が悪くなるほど、CREは上昇しeGFRは低下することになります。eGFRは「残された腎機能（％）」と、おおむね捉えることができます。

　慢性腎臓病（CKD：chronic kidney disease）は、このeGFRが60未満、もしくはタンパク尿が3か月以上持続する状態を指します。血液検査におけるCREとeGFRや尿検査などは、市民検診や定期受診などの検査項目に含まれていることが多いので、自分がCKDに相当しないかどうか確かめてみましょう。

Q CKDを放置すると、どうなるの？

A CKDであっても、多くの場合自覚症状はありません。そのため、自分がCKDであるこ

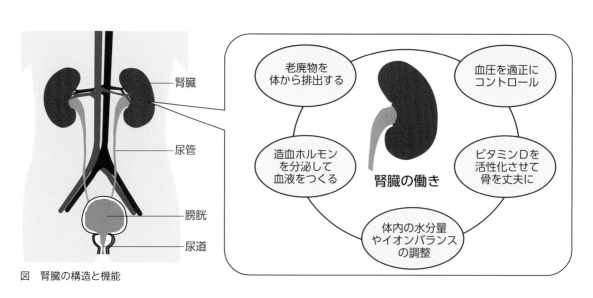

図　腎臓の構造と機能

ステージ	1	2	3	4	5
eGFR	>90	60-89	30-59	15-29	<15
腎臓の状態	正常	軽度 CKD	中等度 CKD	高度 CKD	末期腎不全

表1　CKD のステージ

とに気がついていない場合も少なくありません。ですが、CKD を放置していると腎機能はさらに低下し、末期腎不全（eGFR が 15 以下）となってしまいます（表1）。

末期腎不全とは、体に蓄積した老廃物の影響で日常生活を送ることが難しくなった状態です。体に溜まった余分な水分により、体のむくみがひどくなって体重が増加し、息切れや呼吸困難などの症状が現れたりします。また食欲が低下し、頭がぼーっとしてきます。その段階からの腎機能回復はほぼ不可能であり、生命維持のためには透析や腎移植が必要となります。

Q CKD の治療は？

A 末期腎不全となった場合に選択される透析治療は、腎臓の機能を回復させる治療ではなく、血液を浄化する働きを自分の腎臓の代わりに、機械に委ねるということにすぎません。したがって、末期腎不全の原因が一時的なものである場合を除き、透析を一度始めると生涯継続しなければなりません。

大切なのは、末期腎不全になる前に慢性腎臓病の原因をはっきりさせ、進行を予防する対策をとることです。腎炎が原因である場合は、専門科で治療を受けることによって、腎機能の大きな回復が見込めることがあります。また、普段何気なく服用している薬剤が腎臓によくない影響を与えていることもあります。そのような治せる原因を見逃さないためにも、早めに専門科に相談することをお勧めします。

腎臓は毛細血管の固まりといえるほど血管が多い臓器であり、生活習慣の乱れによる全身の動脈硬化[*]の影響を受けやすい特徴があります。そのため、先に述べた腎炎などの腎臓特有の病気がない場合でも、腎臓の機能が低下し CKD となっていることがあります。

塩分の摂り過ぎ、食べ過ぎ、長い喫煙歴などが CKD の原因になりやすいとされています。また、これらの生活習慣の影響で発症しやすいとされる高血圧、糖尿病、肥満、脂質異常症、高尿酸血症などをすでに指摘されている場合は、腎臓にもその影響が出ていることが少なくありません。

腎臓は基本的に再生能力を持たない臓器です。無症状だからといって CKD を放置していると、末期腎不全を防ぐ可能性がどんどん少なくなってしまいます。末期腎不全にならないためにも、CKD に当てはまる場合は、早めに腎臓内科を受診し、早めに原因に応じた対策を立てることが望まれます。

*動脈硬化：加齢やさまざまな危険因子によって、血管が硬くなり、柔軟性がなくなっている状態

- 血尿が出る
- 尿が泡立っている
- 夜間に何度もトイレに行く
- 血圧が上昇する
- 貧血になる
- 顔色が悪いと言われることがある
- 体がだるい、疲れやすい
- むくみを感じる

表2　慢性腎臓病（CKD）の症状の例

一言メモ

1. 自分は慢性腎臓病に当てはまらないか、まず確認しましょう。
2. 慢性腎臓病は無症状のまま末期腎不全まで進行することがあります。
3. 慢性腎臓病の原因を調べるために、腎臓内科を受診しましょう。

Q 37

なぜ、糖尿病は怖い病気といわれるのですか？

糖尿病・内分泌内科
山本 泰三
(やまもと　たいぞう)
科長

Q 糖尿病は怖い病気なの？

A 糖尿病の一番多い症状は「無症状」です。一見おとなしそうにみえて、実はたちが悪いことが糖尿病の一番怖いところです。治療の中心も食事療法など、日常生活で地道な努力を継続することが必要であり、つい治療を中断してしまいがちなところもやっかいです。合併症や併存症をこじらせてしまうと、健康をそこねたり、致命的になることもあります。

糖尿病の別名は、サイレントキラー（静かなる殺し屋）です。糖尿病そのものは、何年間も無症状であることがほとんどです。最も多い2型糖尿病の場合には、血糖を下げるホルモンであるインスリンの作用不足が徐々に進行し、血糖が高い状態が何年間も続きます。

この段階では、血糖値やHbA1c（ヘモグロビン・エーワンシー）を測らない限りは糖尿病と診断できず、知らないうちに慢性の血管合併症（網膜症、腎症（じんしょう）、神経症、心筋梗塞（しんきんこうそく）、脳梗塞（のうこうそく））や併存症（骨粗（こつそ）しょう症（しょう）、歯周病、認知症、がんなど）が進行して、後戻りができなくなります。

急性の合併症には、高血糖に伴う意識障害や感染症などがあります。高齢者や長期間病気にかかっている方では、認知症が進行して、食事療法や運動療法の継続が困難となりがちです。患者さんによっては、インスリン注射や血糖の測定などの手技が行えなくなり、治療が困難になることも多々あります。

当院では、血管合併症が進行している患者さんやがん患者さんなど、合併症や併存症で治療をすでに受けている方も多く、糖尿病も1型など、インスリン不足が顕著で血糖値が乱高下しやすい症例を数多く診てきました。このように多様で複雑な症例についての豊富な診療実績を踏まえた上で、個々の患者さんに応じた治療を行うように心がけています。

Q どうやって治療したらいいの？

A 糖尿病は検査の病気とも呼ばれ、病気をこじらせないために、積極的に検査を行い、早期発見・早期治療につなげることが極めて重要です。

現在、治療薬は種類が増えて、一部の薬品では週1回の内服や注射も使えるようになってきています。また、低血糖を起こしにくく合併症の予防効果が高いもの、腎機能が悪化しても使用しやすい薬なども増えてきました。このように個々の患者さんの病状や社会的背景にあった薬剤を取捨選択して、薬物治療を受けてもらうことになります。

合併症・併存症を含めたトータルケアを行うためには、薬物治療だけではなく、チーム医療によるサポートを受けることも大切です。

当院では、管理栄養士による栄養指導や、認定看護師によるセルフケア指導、腎症予防、フットケア指導なども行っています。さらに介護、在宅医療、行政などの地域ネットワークとも緊密に連携して、より良い治療を受けられるように努めています。

Q 38 生涯現役をめざしたい！「骨粗しょう症対策」について教えて

整形外科
笠原 崇
（かさはら たかし）
医師

Q 骨粗しょう症って、どんな疾患？

A 骨粗しょう症は、骨がスカスカになり（骨密度の低下）、骨に粘りもなくなる（骨質の劣化）ことで、少ない力でも骨折を起こす疾患です。骨密度は思春期に急速に増加し、20歳代には最大となり、その後は加齢とともに低下します。特に女性は閉経期を迎えると、急速に骨密度が低下していきます。また、生活習慣病や一部の処方薬によっても、骨密度の低下や骨質の劣化が起こります。

骨粗しょう症自体は特に症状がなく、骨折をして初めて診断されることも多く、また骨折を繰り返す「骨折の連鎖」が問題となります。その結果、介護が必要となり、生命予後をも悪化させることが知られており、本人だけでなく、家族や社会にも大きな負担となる疾患です。骨折を起こさない、また骨折の連鎖を止めるためにも、早期診断による予防・治療が必要です。

＊予後：今後の病状についての医学的な見通し

Q 骨粗しょう症の診断・治療は？

A 骨粗しょう症の診断には骨密度検査（Ｘ線）を行います。背骨や脚の付け根の骨折をしたことがある場合も、骨粗しょう症と診断されます。「背中が曲がってきた」「歩くのが遅くなった」などの症状があれば、一度骨密度検査を受けたほうがよいでしょう。

骨粗しょう症と診断されたら、尿・血液検査で骨代謝マーカーなどを測定した後、「骨の形成を促進する薬」や「骨の吸収を抑える薬」など、病態に合わせた治療を行います。治療により、骨密度上昇および骨折抑制効果はもちろん、生命予後改善効果も報告されています。骨粗しょう症治療には、運動療法・食事療法、治療継続率の向上など多面的なマネージメントが必要となり、当院でも多職種連携による骨粗しょう症リエゾンサービスを立ち上げ、治療効果向上をめざしています。まずは主治医へ相談し、必要であれば専門外来へ紹介してもらいましょう。

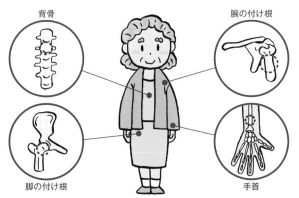

背骨 / 腕の付け根 / 脚の付け根 / 手首

図　骨粗しょう症になると骨折しやすい部位

一言メモ

骨粗しょう症による骨折は、繰り返すことで急速に身体機能が悪化し自立を奪います。骨折を起こす前の対応がベストですが、骨折が起きてからもその連鎖を止めることが必要です。たかが骨折と思わず、生涯現役をめざし、一度骨密度検査を受けましょう。

脊椎・脊髄センター、整形外科 — 脊椎疾患

Q 39 背骨（脊椎）の病気は 手術で治りますか？

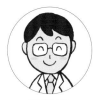

整形外科
谷田 司明
たにだ　しめい
副部長

Q 脊椎の病気には、どんなものがあるの？

A 脊椎の各背骨（椎体）をつなぐ軟骨の椎間板が傷むことによって神経が圧迫される椎間板ヘルニア、加齢性の変化による骨の変形や、靱帯の肥厚によって神経の通り道が狭くなる脊柱管狭窄症が多くみられます。

また、脊椎全体がゆがむことによって生じる側弯症、後弯症といった脊柱変形もすべての世代でみられます。難病指定されている靱帯骨化症、細菌が脊椎で増殖する化膿性脊椎炎、悪性腫瘍が転移して生じる脊椎腫瘍も日常診療では度々みかけます。

Q 脊椎の病気では、どんな症状が出るの？

A 脊椎自体が変形したり骨折することで、首、背中、腰といった体幹部に痛みが現れます。特に、近年の超高齢社会において、高齢者の脊椎のゆがみ（成人脊柱変形）が注目されており、消化器症状（胸やけなどの不快な自覚症状や胃酸の逆流）が現れる場合もあります。

また、脊椎の中には、脳から伸びる神経の束（脊髄）が走っており、手足に神経の枝を出しています。脊椎で神経が圧迫されることにより、手足のしびれや痛み・筋力低下、手足の使いにくさ（箸が使いにくい、字が書きにくい、ふらつく）の症状が現れてきます。

Q 手足のしびれや痛み、体幹部の痛みは手術で治るの？

A 痛みがどの部位から発しているのかを見極めることが大切です。時に各種ブロック検査（神経の枝や椎間板などに直接麻酔薬を入れて、一時的に症状の緩和が得られるかどうか見極める検査）を行い、痛みの場所を特定した上で手術を計画します。そのため、痛みに関しては、ほぼすべての患者さんで手術後に消失していますが、しびれや筋力低下に関しては経過を見ないと分かりません。

私たち脊椎外科医ができることは、神経の通り道を拡大することや、不安定になってしまった脊椎に金属を設置することで安定化させたりすることで、神経が回復する手助けを行うことです。

残念ながら、傷んでしまった神経そのものは修復できません。したがって、常にある手足のしびれや痛み、筋力低下が現れている場合は、神経そのものが絶えず圧迫されて、すでに深刻なダメージを受けている可能性があり、手術しても回復しないケースもあります。回復する場合でも、術後3〜6か月を要することもあります。後遺症を少しでも残さないために、適切なタイミングで手術を受けることをお勧めします。

Q ゆがんでしまった脊椎 （脊柱変形）も治せるの？

A 原因はさまざまですが、全世代で脊柱変形は生じます。変形を矯正するためには、脊椎の可動性を落としてしまう固定術を行わざるを得ないため、患者さんとその家族に十分なインフォームドコンセント（説明と同意）を行った上で手術を行います。具体的には、脊椎の全体的なバランスを3次元で整えるとともに、横から見たときの背骨（脊柱）が適度なS字カーブになるように矯正を行います。

小児期での脊柱変形で最も多いのが思春期特発性側弯症です。多くは初潮前後の女児に生じ（男女比1：5〜8）、遺伝的な要因も示唆されていますが、現在に至るまで原因不明の疾患です。軽度であれば、装具療法や経過観察ですが、高度なものでは将来を見据えて手術が必要になります（写真1、2）。

一方、成人では加齢性の変化、脊椎圧迫骨折による脊柱変形が問題になります。多くは腰椎変性後側弯症（写真3、4）です。足の痛みやしびれなどの神経症状（神経性跛行など）が現れることもあります。さらに、まっすぐに立ったときや歩くときに、前傾姿勢（体が前にかがむこと）や腰痛（労作性腰痛、腰痛性跛行）が現れて支えが必要になったり、内臓の圧迫による消化器の不快な症状で困るようになります。手術後に前屈での作業（靴下履き、足の爪切り、落ちた物を拾うなど）で補助具が必要になる場合もありますが、腰痛が緩和され、活動性が向上するといったメリットのある手術です。

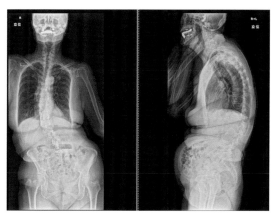
写真3　成人脊柱変形の術前X線

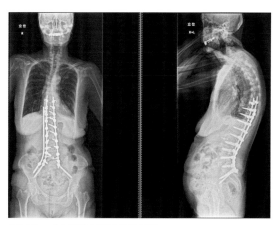
写真4　成人脊柱変形の術後X線

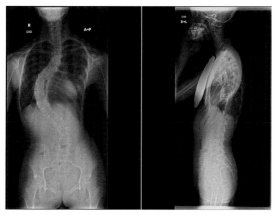
写真1　小児側弯症の術前X線

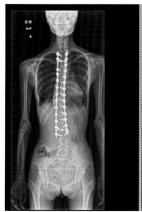
写真2　小児側弯症の術後X線

一言メモ

脊椎の手術には、恐い印象を持っている方が多くいますが、医療の進歩によって、現在では患者さんの体に負担の少ない手術が行えるようになっています。手術を受ける適切なタイミングを逃すと、手術が大きくなり、症状もとれにくくなります。症状に思い当たることがあれば、まずは脊椎専門医に相談してください。

免疫内科 — 関節リウマチ

Q40 関節リウマチはなぜ起こるの？

免疫内科
うつみ たかひこ
内海 貴彦
医師

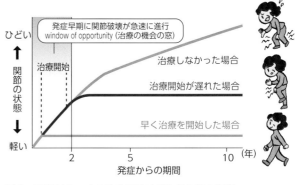

図2　関節リウマチの治療開始時期とその後の経過

Q 関節リウマチが発症する原因は？

A 人は本来、病原体から自分の体を守るための免疫機能を持っています。関節リウマチは、その免疫が自分の体、特に関節を誤って攻撃することにより、関節の炎症(痛みや腫れ)を引き起こし、関節が破壊される病気と考えられています。もとの体質と何らかのきっかけが重なって、リウマチの免疫異常が起こると推測されており、きっかけとして、感染症、けが、ストレス、喫煙、歯周病、腸内細菌の偏りなどが挙げられます(図1)。

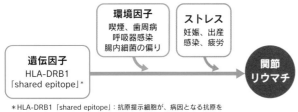

＊HLA-DRB1「shared epitope」:抗原提示細胞が、病因となる抗原を免疫系に提示する際に重要となるアミノ酸共通配列。リウマチの発症と重症度に関連

図1　関節リウマチが発症する原因

Q 関節リウマチの治療について教えて

A 関節リウマチは発症早期から関節が破壊されることが多いのですが、この時期に治療

を始めると十分な治療効果が期待できることが知られています。この時期を「window of opportunity(治療の機会の窓)」と呼び、早期治療の重要性を強調しています(図2)。

現在のリウマチの治療は、過剰に働く免疫細胞の暴走を抑えることが中心となります。従来のメトトレキサートなどの抗リウマチ薬に加え、免疫細胞から放出される「サイトカイン」という物質の働きを中和する抗体薬や、サイトカインが標的となる細胞に働いて、炎症を起こす細胞内の経路をブロックするJAK阻害薬など、従来では考えられないほどの効き目を示す薬剤が続々と開発されています。

これらの薬を早期に使用することで、関節が壊されるのを食い止め、「寛解」もしくは「低疾患活動性」をめざせるようになりました。寛解とは疾患が抑えられた状態をいい、痛みや腫れが引いた状態の「臨床的寛解」、関節が壊されない状態の「構造的寛解」、体の機能の低下がない「機能的寛解」などがあります。関節の状態等により、寛解導入が難しい場合には、できる限り症状が軽く落ち着いた状態である低疾患活動性をめざします。治療の長期成績も著しく改善していますので、リウマチと診断されたら、この時期を逃がさず、速やかに治療を開始されることをお勧めします。

Q41 膠原病と言われたら？

免疫内科
土井 啓史（どい ひろし）
科長

Q 膠原病ってどんな病気？

A 膠原病とは、自分の免疫の仕組みが間違って自分自身を攻撃してしまうことにより起きる病気です。そのため自己免疫疾患とも呼ばれます。どこの組織を攻撃してしまうかにより、病気や症状が異なります。

　最も患者さんの数が多いのは、関節の組織を攻撃してしまう関節リウマチです。ほかにも全身性エリテマトーデス、シェーグレン症候群、皮膚筋炎、全身性強皮症など、さまざまな膠原病があります。

Q どうやって治療するの？ ステロイドは使ったほうがいい？

A 病気によって治療方法は異なります。例えば関節リウマチは、ステロイド以外の薬で治療するほうがよいという意見もあります。膠原病を疑われたら、まずはしっかりと診断を確定することが大切です。

　多くの膠原病ではまだステロイドによる治療が中心ですが、最近はたくさんの免疫抑制剤が開発されています。ステロイドだけでは治療がうまくいかな

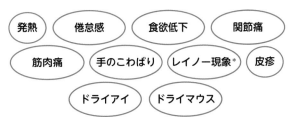

発熱　倦怠感　食欲低下　関節痛
筋肉痛　手のこわばり　レイノー現象*　皮疹
ドライアイ　ドライマウス

＊レイノー現象：寒い時期や冷たいものを触ったときに、手足の先が紫や白色に変化すること
図　膠原病に共通して現れやすい症状

い病気も、免疫抑制剤を併用することで多くの患者さんの病気をコントロールできます。また、免疫抑制剤を使うことでステロイドを減らすことが可能となり、ステロイドによる副作用を減らすこともできるようになってきました。

Q 膠原病になったら、もう普通の生活はできないの？

A 最近は膠原病の治療は患者さんの命を救うだけではなく、患者さんの生活の質をよくすることが重要とされています。膠原病になっても仕事・結婚・出産などの人生における大切な出来事を、当たり前に過ごせるような治療をめざしています。

　そのためには病気自体をしっかりコントロールすることと、使うステロイドの量をできるだけ減らしていくことの２つが大切で、必要に応じて適切に免疫抑制剤を使っていくことが重要になってきます。

　当科では、膠原病の診断・治療から人生のサポートまで、幅広く患者さんに寄り添った診療を提供していけるよう努めています。

一言メモ

膠原病の治療は日々進歩しています。患者さんの人生をより良いものにできるような診療を心がけています。

呼吸器内科 — 慢性閉塞性肺疾患（COPD）

Q 42 禁煙の方法とたばこによる 肺の病気を教えてください

呼吸器内科
なかむら たか や
中村 敬哉
科長

Q どうすれば禁煙できるの？

A 喫煙はがんなど多くの病気に関係し（図）、そばにいる人が煙を吸っても（受動喫煙）同様で、禁煙が強く勧められます。

　喫煙には習慣性があり（心理的依存）、禁煙しようとすると口さみしく間が持たなくなり、ストレスがあるときや飲酒のときに吸いたくなります。ニコチン依存症（身体的依存）になってしまった場合、禁煙しようとすると離脱症状（イライラ、不安、集中力の低下、眠気など）が起こり、吸いたくなります。

　禁煙するには、まず決意しなければなりません。

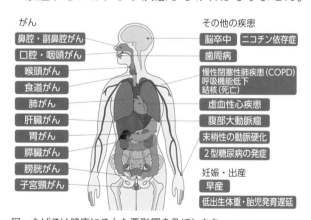

図　たばこは健康にこんな悪影響を及ぼします
（出典：国立がん研究センターがん情報サービス「喫煙と健康」リーフレット2020年4月、https://ganjoho.jp/public/qa_links/brochure/leaflet/pdf/tabacoo_leaflet_2020.pdf）

心理的依存には、飲み物、ガム、アメによる代用やストレス、飲酒への対策が必要です。身体的依存には、補助薬としてニコチンを含む薬（ニコチンガム、パッチ）とニコチンに似た薬（バレニクリン）があります。

Q たばこによる肺の病気は？

A 肺がんもありますが、慢性閉塞性肺疾患（COPD）が、たばこ病といわれています。COPDでは、たばこの煙により気管支に炎症が起きて細くなります。気管支が枝分かれした奥の肺胞が破壊されて肺気腫になると、酸素の取り込みや二酸化炭素を出す機能が低下し、治療しても元に戻らなくなります。動いたときの息切れや慢性の咳・痰が出ることが多く、ぜんそく様症状が現れることもあります。

　COPDを発症・悪化させないためには禁煙が一番重要で、風邪などの感染予防も大切です。根本的な治療薬はありませんが、症状を軽くするための薬として、吸入の気管支拡張薬（抗コリン薬やβ2刺激薬）、ぜんそく様症状がある場合は吸入ステロイド薬も使用します。

　口すぼめ呼吸や腹式呼吸などの呼吸リハビリも役立ちます。病状が進んだ場合は在宅酸素療法、さらにマスクを使った在宅人工呼吸器が必要となることもあります。

一言メモ

　禁煙には遅すぎることはありませんので、今からでも禁煙しましょう。その上で、最近COPDに対して気管支拡張薬2つ（抗コリン薬、β2刺激薬）とステロイド薬を合わせたトリプル吸入薬での治療が可能になり、症状に応じて使用することがあります。

Q43 肺炎は予防できますか？誤嚥性肺炎って、どんな病気？

呼吸器内科
中村 敬哉
科長

Q 肺炎の原因は何？

A 肺炎は細菌などが喉から気管を通って肺に感染し、炎症を起こす病気です。原因は肺炎球菌が最も多く、風邪やインフルエンザが引き金になります。免疫力の低下、慢性的な呼吸器の病気、糖尿病があると発症しやすくなります。

誤嚥性肺炎は、高齢者での飲み込む力の低下（嚥下障害）が根本的な原因です。食事中に食べ物や飲み物が気管に入る場合は、むせや咳で分かることがありますが、睡眠中に気づかないうちに口の中の細菌を含む唾液・鼻汁・胃液が気管に流れ込むこと（不顕性誤嚥）が多いといわれています（図1）。

2019年の日本人の死因は、肺炎が第5位、誤嚥性肺炎が第6位で、超高齢社会により肺炎で亡くなる高齢者の方が増加しています。

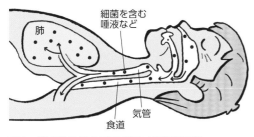

図1　誤嚥性肺炎の原因で多い不顕性誤嚥

Q 肺炎の予防法はあるの？

A 日頃の手洗いやアルコール消毒による手指衛生・うがいはもちろん、規則正しい生活やタンパク質が豊富で栄養バランスがとれた食事により、免疫力の低下を防ぐことも大切です。また、たばこによって肺炎にかかりやすくなるので禁煙しましょう。

インフルエンザワクチンと肺炎球菌ワクチンの接種を受けることも重要です。肺炎球菌ワクチンは65歳以上の方、65歳未満でも心臓・腎臓・呼吸器の機能に障害がある方は接種しましょう。

誤嚥性肺炎の予防には、食事の際の注意と口の中を清潔に保つこと（口腔ケア）が重要です（図2）。

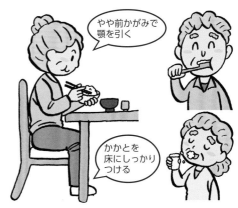

図2　誤嚥性肺炎の予防：食事の際の注意と口腔ケアが重要です。食べ物にとろみを付けて、ゆっくり少量ずつ集中して食べましょう

一言メモ
新型コロナウイルス感染症（COVID-19）の流行時期に、発熱、咳、体のだるさ、息苦しさなどがある場合は、通常の肺炎との区別が難しいため、すぐに受診するのではなく、かかりつけ医または受診・相談センターに電話で相談してください。

脳神経内科、脳神経外科 — 脳梗塞

Q 44 脳梗塞の効果的な治療を受けるためには？

脳神経内科
長谷川 浩史
（は せ がわ ひろ し）
科長

脳神経外科
北条 雅人
（ほうじょう まさ と）
科長

Q 脳梗塞は治らないの？

A 脳梗塞（のうこうそく）は血管が急に詰まることにより、神経細胞が障害を受け、その機能に応じて、「力が入らない」「しゃべりにくい」「しびれる」といった症状が現れます。

近年では、障害が重度に至っていない部分に対して、① tPA（組織プラスミノーゲン活性化因子）という薬を用いて、血管内に詰まった血栓（血の塊（かたまり））を溶かしたり、②カテーテルを用いて直接血栓を取り除き（血管内血栓除去術）、虚血（きょけつ＊1）を改善させて後遺症を軽くさせる治療が行われます。しかし、これらの治療を行うには、発症からの時間、服薬状況、最近の手術歴などの要件を満たす必要があります。

特に「発症から治療までの時間」は重要で、治療が行える時間内（tPA 静注療法では基本的には 4.5 時間以内）であっても、治療までの時間が短いほど効果が高いことが示されています。症状に気づいたら、効果的な治療を受ける機会を逃さないためにも、後遺症を軽くするためにも、できるだけ早く受診することが大切です。

＊1　虚血：脳や心臓など、局所的に血液が十分にいきわたっていない状態

Q 再発を防ぐことはできますか？

A 脳梗塞を起こした人は、起こしていない人に比べて、再発リスクが高いといわれています。したがって、脳梗塞の原因に応じた適切な「血液サラサラの薬」（抗血小板薬、抗凝固薬）で再発リスクを軽減することが大切です。

一方で、頸動脈（けいどうみゃく）に生じた狭窄（きょうさく＊2）・動脈硬化（どうみゃくこう か）が原因となって脳梗塞が発症した場合には、内服治療だけでは再発を防ぐことが困難な場合があります。その際には、カテーテルを用いて病変部にステントと呼ばれる血管を広げる器具を挿入したり、手術によって直接動脈硬化の病変を取り除く方法が有効です（図）。

＊2　狭窄：心臓に血液を運ぶ血管（冠動脈）が細くなること

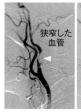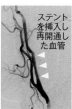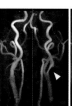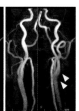

治療前　　　　治療後　　　　　治療前　　　　治療後
ステント治療（CAS：血管内治療）　　内膜剥離術（CEA：手術）

図　頸動脈狭窄症に対する治療（ステント、手術）

一言メモ

高齢化に伴い、心房細動（しんぼうさいどう）という特殊な不整脈による脳梗塞が増加しています。心房細動は症状がまれにしか現れない人でも、脳梗塞が起こることがあります。通常行う心電図検査（数分〜1日程度）では発見できない場合があり、近年では、皮下埋込型心電図計（約45×7×4mm、2.5g）を胸部に植込み、最大約3年間持続的に測定し続けることで脳梗塞予防にも役立っています。

Q45 脳動脈瘤が見つかりました。どのような治療を受けることになりますか？

脳神経外科
北条 雅人（ほうじょう まさと）
科長

Q 脳動脈瘤って、どんな病気？

A 脳動脈瘤（のうどうみゃくりゅう）とは脳の動脈が瘤状（こぶ）に膨らむ病気で、破れてしまうと、脳を包んでいる膜（くも膜）の内側に出血します（くも膜下出血）。くも膜下出血になってしまうと、手術などの治療が順調に進んでも、３人に１人しか社会復帰ができません。

最近は、脳ドックなどで脳動脈瘤が破れる前に発見されることも多くなってきました（未破裂脳動脈瘤）。破裂を予防するために、あらかじめ治療をすることも可能です。破裂する危険性は１年間で平均0.95％ですが、瘤の大きさや形、できた場所によって、かなり違いがあります。このため、主治医とよく相談して、予防的な治療を受けるかどうか慎重に考えていくことが重要です。

Q どうやって治療するの？

A 治療には、頭部を切開して直接手術する方法（クリッピング術）と、切開せずにカテーテルで治療する方法（コイル塞栓術（そくせんじゅつ））とがあります。

クリッピング術は、頭部を切開し、瘤の付け根（ネック）を金属でできた専用のクリップでつまんで血液が流れ込まないようにする方法です（図１）。きちんとネックをクリップでつまむことができると、再発や破裂の危険性は極めて低くなるのが最大の特徴です。最近では、手術中に専用の薬を注射し、うまくネックを閉じることができたかを確認することができるようになっています（術中蛍光血管撮影）。

コイル塞栓術は、足の付け根の動脈からカテーテルという細い管を瘤の中まで誘導し、カテーテルを通してプラチナでできたコイルを瘤の中に留置し、血液が流れ込まなくする方法です（図２）。コイルでの閉鎖が不十分だと再発してしまう危険性がありますが、頭部を切開する必要がなく、体への負担が少ないことが最大の特徴です。道具や技術の発展は日進月歩で、従来、治療困難であった瘤にも対応できるようになってきています。

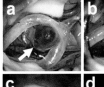
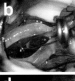
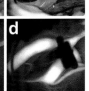

図1　クリッピング術で治療した症例（矢印：脳動脈瘤）
a. クリッピング前の術野　b. クリッピング後　c,d. 術中蛍光血管撮影で確認

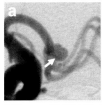
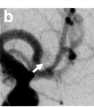
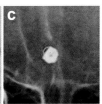

図2　コイル塞栓術で治療した症例（矢印：脳動脈瘤）
a. 治療前の血管撮影　b. コイル塞栓後　c. コイルのレントゲン写真

一言メモ

● 脳動脈瘤の治療には、クリッピング術とコイル塞栓術とがあります。
● 瘤ができた場所や形によって、それぞれの治療に向き不向きがあります。
● 主治医とよく相談して、最適な治療を考えていくことが重要です。

Q&A（一般診療）

Q46

脳神経内科 ― パーキンソン病

パーキンソン病って、どんな病気？

脳神経内科
長谷川 浩史
科長

Q どのように診断するの？

A パーキンソン病の診断には、神経診察と画像などの検査所見の両者が重要です。パーキンソン病は脳内で産生されるドパミンという物質が減少することで、体の動きに異常が生じる病気で、振戦（手足、体の震え）、無動（動きがゆっくりとなる）、筋強剛（こわばりとして感じる場合があります）、姿勢反射障害（転倒しやすい）といった症状が現れます。パーキンソン病とよく似た症状が出る病気（パーキンソン症候群）もあり、それぞれ治療法も異なるため、正しく診断することが重要です。

診断には、神経診察に加えて、画像検査（ドパミントランスポーターSPECT〈写真1〉、MIBG心筋シンチ〈写真2〉、頭部MRI等）、血液検査などが有効で、診断精度が上がります。当院でも画像検査を実施することにより、早期診断につなげています。

Q パーキンソン病は治るの？

A 残念ながら、現時点ではドパミン産生神経細胞がなぜ障害されるかは正確には分かっておらず、完治することはありません。しかし、減少したドパミンを補充したり、バランスの崩れた神経活動を調整する薬剤により、症状が改善することは期待できます。作用の仕方が異なる薬剤が複数あり、症状に合わせて調整を行います。薬剤治療が困難な場合には、脳への電気刺激、腸管への薬剤持続注入といった治療法も登場し、治療選択の幅が広がっています。

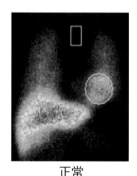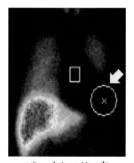
正常　　　パーキンソン病
写真2　MIBG心筋シンチ画像

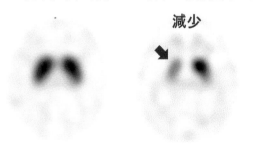
減少
正常　　　パーキンソン病
写真1　ドパミントランスポーターSPECT画像

一言メモ

テレビを見ているときなど、意識せずくつろいでいるときの手足の震え、最近同年代の人に比べて歩くのが遅くなった、ボタンをはめにくくなった、といった症状で気づくことが多いようです。ゆっくりした進行なので、久しぶりに会った人に指摘されることもあります。老化とは異なり、薬剤が有効であることが多く、このような症状がみられたら受診を検討してみましょう。

Q47 てんかんは治るのでしょうか？

脳神経内科
長谷川 浩史
(は せ がわ ひろ し)
科長

Q てんかんは、子どもの病気？

A 小児は体だけではなく、脳も成長し続けており、神経のつながり（神経ネットワーク）が年齢とともに変化していきます。その過程において、小児特有なてんかんも多く、成長とともに発作が減少し、最終的には服薬が不要になる方もいます。

一方で、遺伝的な原因、脳炎、外傷などで生じる場合には、発作がなくなるのが難しく、十分な治療が必要になることが多いといわれています。

てんかんは若年者の病気というイメージが強いですが、近年では高齢者の発症が増加しています。加齢や脳血管障害、認知症に伴う神経の微小な傷が原因となって生じ、薬の反応は比較的よいものの、治療の継続が必要となる場合が多いといわれています。

てんかんは生涯で 0.9% の人が経験するといわれており、誰もがかかりうる身近な病気です。

Q てんかんと診断されたら自動車運転は無理ですか？

A てんかんと診断されると二度と運転ができなくなる印象がありますが、発作がコントロールされ一定の条件を満たせば、運転が再開できる可能性もあります。

確かに、意識を失うようなてんかん発作を起こすと、法制上一定期間運転はできなくなりますが、診断を恐れて治療を行わないと、重大事故により個人的にも社会的にも多大なダメージを負うことになります。また、発作を繰り返すことにより、脳へのダメージが蓄積することもあります。原因がてんかん以外の可能性もありますので、正しく診断を受け、適切な治療を受けることが重要です。

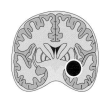

部分発作
- **運動発作**
  - ● 手足や顔のツッパリ
  - ● 首や目が勝手に動く
  - ● 発語がぎこちない
- **感覚発作**
  - ● しびれや痛み ● 光が見える ● めまい
- **自律神経発作**
  - ● 吐き気や腹痛 ● 頭痛 ● 発汗
- **精神発作**
  - ● 不安感、恐怖感など

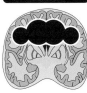

全般発作
- **欠神発作**
  - ● 意識を失う
  - ● ぼんやりして反応しない
- **強直発作**
  - ● 全身が硬直する
- **脱力発作**
  - ● 力が入らなくなる

図　てんかん発作

> **一言メモ**
>
> てんかんといえば、意識を失い手足をバタバタさせるというイメージがありますが、短時間ぼーっとして反応が乏しい、意味なく同じ行動を繰り返すが声をかけても反応がおかしい、何度も日付を尋ねるなどの症状が現れることもあります。記憶するのが短時間困難になるなどの症状を「繰り返し」起こすことも、てんかんが原因となっている場合があります。特に最後の症状は、認知症と間違われやすいので注意が必要です。

脳神経内科 — 認知症

Q48 認知症について教えてください

脳神経内科
長谷川 浩史
（はせがわ ひろし）
科長

Q 認知症は予防できるの？

A 認知症は、アルツハイマー型認知症、血管性認知症、レビー小体型認知症など、さまざまな病気を含む総称です。半数程度を占めるアルツハイマー型認知症や、レビー小体型認知症は活発に研究が進められていますが、残念ながら現時点では正確な原因、治療法は確立されていません。また、ほとんどの認知症は完全に予防することもできません。

しかし疫学*1 研究により、①適度な運動習慣、②中年期からの高血圧、糖尿病コントロール、③地中海式といわれる魚・野菜・豆が多い食事などは認知症発症リスクを軽減することが示されています。中でも高血圧症、糖尿病は脳卒中の危険因子であることが知られており、脳卒中が原因である血管性認知症には特に有効です。一方、アルツハイマー型認知症でも虚血性変化*2（きょけつ）が強いほど認知機能に影響を与えることが知られているので、動脈硬化・脳卒中予防（どうみゃくこうか）はアルツハイマー型認知症にも効果があると考えられています。

けれども、これらを十分心がけていても、アルツハイマー型認知症をはじめとした認知症を完全には予防することはできません。あまりに心配しすぎてストレスをためることも好ましいことではなく、社会とのふれあいを維持した、精神的にも豊かな生活を送ることが大切です。

*1 疫学：個人ではなく集団を対象として、病気の原因や流行状態、予防などを研究する学問
*2 虚血性変化：血液が不足することにより生じる変化

Q 認知症はどのように診断するの？

A テレビに出ている俳優の名前が出てこない、このようなことは誰しも経験があることですが、もしこの俳優が自分の弟であったら、これは異常かもしれません。このように「物忘れ」といってもいろいろな種類があります。また、物忘れだけが認知症の症状ではありません。「段取りが悪くなって得意だった料理ができなくなった」「社交的であった人が外に出たがらなくなった」「近所に散歩に出て迷ってしまった」など、記憶以外の機能が低下することも特徴です。

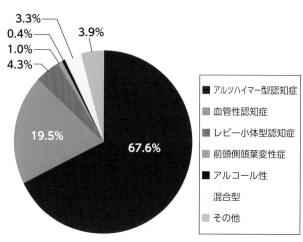

図1　認知症の主な原因疾患
「朝田 隆（筑波大学 医学医療系臨床医学域）、都市部における認知症有病率と認知症の生活機能障害への対応、平成24（2012）年度」（厚生労働科学研究成果データベース閲覧システム、https://mhlw-grants.niph.go.jp/system/files/2012/123021/201218011B/201218011B0007.pdf）をもとに作成

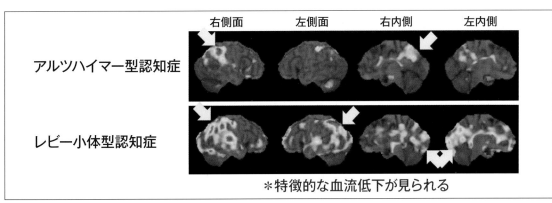

右側面　　左側面　　右内側　　左内側

アルツハイマー型認知症

レビー小体型認知症

＊特徴的な血流低下が見られる

図2　アルツハイマー型認知症患者さんの脳血流 SPECT

認知症の主な原因疾患はさまざまで、その治療法や対応方法も異なります（図1）。そのため、特に症状の初期には、記憶を含めた複数の認知機能を評価する検査、頭部画像検査（MRI 検査、脳血流SPECT 検査〈図2〉）、血液検査などを行います。

当院は研究所を併設しており、認知症分野ではアルツハイマー型認知症で脳に蓄積するアミロイドβタンパク（Aβ）を検出できる Aβ-PET（ポジトロン断層撮影）を用いた臨床研究を行っています（PET 検査については、がんの広がりを調べるためにブドウ糖代謝を利用した、FDG-PET が、がん治療の分野ですでに活用されています）。アルツハイマー型認知症患者さんの脳では、正常高齢者では認められない高度な Aβ が多量に蓄積されており、アルツハイマー型認知症の診断に有効であることが示されています（図3）。

現在は一般の保険診療の適用ではありませんが、今後は米国のように診断に活用されていくことが期待されています。

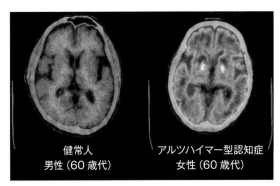

図3　Aβ-PET によるアミロイドβタンパクの蓄積（赤色の部分）

健常人
男性（60 歳代）

アルツハイマー型認知症
女性（60 歳代）

とができなくなることで、イライラや患者さんのプライドを傷つける言動がつい出てしまうことがあるでしょうが、病気の特性を理解して接することによって、望ましくない行動・心理症状（暴力暴言、徘徊、幻覚、妄想など。BPSD と呼ばれます）の出現を防いだり、軽減につながります。

また、病気によっては病状をある程度改善させる薬剤もありますので、自分たちだけで悩まず、主治医に相談してみてください。

Q　認知症と診断されたら？

A　病院で認知症と診断された瞬間から、すべてができなくなってしまうわけではありません。すべてを忘れてしまうわけではありません。患者さんが自分自身の物忘れを自覚していることも多く、苦手なところを補う工夫・習慣や周囲の手助けで、仕事や現在の生活をより長く続けることも可能です。

介護する家族にとっては、これまでできていたこ

一言メモ

「活気がなくなった」「物忘れが出てきた」「これまでしていた家事ができなくなってきた」。一見すると認知症によく見られる症状ですが、もしかしたら、てんかん、甲状腺などのホルモン異常、以前の転倒が原因で脳に溜まった血液（慢性硬膜下血腫）、脳を循環する液体（脳脊髄液）の循環異常（正常圧水頭症）、肝臓の異常、ビタミンの欠乏などにより生じているかもしれません。

このような病気は、「治療可能な認知症」と呼ばれ、アルツハイマー型認知症とは異なり、有効な治療を行えば、場合によっては完全に回復することが期待できます。どうせ認知症だからとあきらめず、きちんと診断をつけることが大変重要です。

Q 49 ウイルス性肝炎は 治すことができますか？

消化器内科
松村 和宜
科長

Q C型慢性肝炎とは？

A 最近の新しい薬剤の開発により、ウイルス性の「C型慢性肝炎は治すことができます」と言えるようになりました。

　ウイルス性肝炎にも多くの種類がありますが、慢性肝炎から肝硬変や肝がんとなる原因で最も多いのが、C型肝炎ウイルスによるC型慢性肝炎です。C型肝炎ウイルスは平成元年（1989年）に発見され、平成の時代に治すことができるようになった、平成を象徴する病気です。

平成元年 （1989年）	C型肝炎ウイルス発見
平成4年 （1992年）	インターフェロンの治療開始 （効果は高くはなく、副作用も強い）
平成23年 （2011年）	治療効果の高い直接型抗ウイルス薬（DAA）治療導入
令和2年 （2020年）	C型肝炎ウイルス発見に対してノーベル生理学・医学賞授与

　肝臓は沈黙の臓器といわれ、C型慢性肝炎の初期の間は症状もなく、AST*などの肝機能が少し悪化する程度ですが、「図」のように病状が進行し肝硬変になると肝臓が硬くなり、お腹に水が溜まったり、顔が黄色くなる黄疸が出たり、体がだるい状態になります。また、肝がんを合併することもあり、入院を繰り返して手術やカテーテル治療などが必要になります。

＊ AST：肝細胞に多く含まれている酵素で、アミノ酸を作り出す働きがあります。肝細胞が破壊されると血液中に放出されるため、その量によって肝機能を調べることができます。心臓や筋肉などにも存在します

Q C型慢性肝炎の治療ってどのようなものなの？

A C型慢性肝炎を治療することで、肝硬変や肝がんになるのを抑えることができるようになりました。直接型抗ウイルス薬という飲み薬が有効で、8〜12週間内服することにより95%以上のC型慢性肝炎を治すことができます。治癒後は、薬を服用する必要はありません。

　副作用もありますが、軽微なことが多く、ほとんどの方が治療を終えることができます。以前の大変なインターフェロン治療を受けたことがある方は、副作用があまりにも少ないことに驚かれます。

　その反面、とても高価な薬という大きな欠点もあります。しかし、肝硬変や肝がんで入退院を繰り返す際の治療費も非常に高額で、その入院費用を減らすという将来の経済的な意味でも有効です。

　直接型抗ウイルス薬の治療は非常に高額になるため、治療費が心配な方もいると思いますが、各都道府県では医療費の助成制度が制定されています。手

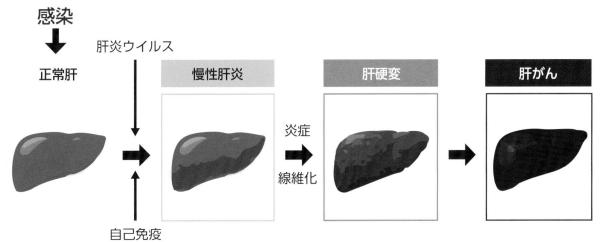

感染　→

肝炎ウイルス

正常肝　慢性肝炎　炎症　肝硬変　肝がん　線維化

自己免疫

図　肝炎の経過

続きは少し煩雑ですが、大幅に自己負担額が軽減されるので、皆さん申請して治療を行っています。

　直接型抗ウイルス薬でC型慢性肝炎が治った方でも忘れてはいけないのは、肝がんのリスクがゼロになったわけではないということです。定期的に腹部エコーなどで経過をみることが重要です。

Q　C型慢性肝炎の診断はどのように行うの？

A　ではそもそもC型慢性肝炎の診断はどのように行うかといいますと、血液中のHCV抗体というものを測定し診断します。現在のところ検診としてHCV抗体を測定する体制はなく、一般の人間ドックなどの健診でも必ずしもHCV抗体は測定していません。

　肝機能の異常を指摘されたことがある方や、血液を介して感染するので過去に輸血した方、タトゥー（入れ墨）をしている方は、積極的にHCV抗体を検査し、C型慢性肝炎をみつける意識を持つ必要があります。抗体が陽性の方は、ウイルスの量や型をさらに詳しく調べます。

　「C型慢性肝炎は治る」病気になりました。早期に発見し、しっかりと治療をしましょう。

Q　B型肝炎と治療法は？

A　一方、同じウイルス性肝炎としてB型肝炎があります。B型肝炎ウイルスは非常に感染力が強く、性交渉や医療者の針刺し事故などにより急性肝炎を起こし、治療が必要となることがありますが、大人になって感染した際に慢性化することは少ないです。

　B型肝炎の場合の慢性肝炎は、ほとんどが幼少時の免疫がまだ十分に発達していない時期の感染により起こるとされています。C型慢性肝炎と同じように、慢性肝炎から肝硬変や肝がんの合併など、重篤な状況になる可能性があります。

　有効な抗ウイルス薬も開発されていますが、C型慢性肝炎と異なり、治すことはできません。ただし、肝炎を抑えることは可能です。そのままにせず治療をしたほうが、肝硬変や肝がんになるのを抑えることができます。B型肝炎の抗ウイルス薬はC型慢性肝炎の治療と異なり、継続して飲み続ける必要があります。

Q　そのほかの肝炎とは？

A　また、ウイルス性肝炎とは異なり非常にまれですが、膠原病の一種である自己免疫性肝炎という病気があります。放置すると肝硬変になる場合がありますが、ステロイドという薬が有効です。

皮膚科 — 皮膚疾患

Q 50 外用薬の使い方を教えてください

皮膚科
増尾 祐美
医師

皮膚科
中川 雄仁
科長

Q 塗り薬って、ベタベタして嫌だ

A 塗り薬には、薬（主薬）を混ぜている基剤（主薬を溶かして皮膚に浸透させる役割のもの）によって、いろいろな種類があります。主には、軟膏、クリーム、ローションなどです。これらを皮膚の状態や部位、季節によって使い分けます。傷がある皮膚には刺激感の少ない軟膏を、夏にはベタベタしないクリームを、頭皮などにはローションを、といったように、それぞれの薬には適した使い方があります。

塗った軟膏がベタつくようなら、拭き取らない程度にティッシュで押さえて余分な軟膏を取り除くのも1つの方法です。皮膚の状態にもよりますが、一度主治医に相談してみてください。

Q どれぐらい塗ればいいの？

A 「塗り薬を塗っておいてください」と言われても、どれぐらいの量を塗ればいいか分からない……。飲み薬と違って、1回の量が決まっているわけではないので難しいですね。

FTUという言葉を聞いたことはありますか？

Finger Tip Unit、人差し指の先端から第1関節までにチューブから出した量（約0.5g）のことで、これが両手のひらに相当する面積に塗る薬の量です（写真1-a、実際には径によって異なるので、チューブによっては0.2〜0.3gしか出ません）。これはいざ塗ろうとすると、意外と多い量であり、本当にこんなに塗るの？と思うような量です。

実際ここまで塗っている方は多くないと思いますし、ここまで塗らなくても治ることも多いです。しかし、使い切ってほしい、と思って処方した外用薬も、実際は半分も使われていないことがあります。塗る量が足りなければ皮膚の状態はなかなか改善しません。処方された外用薬を塗ってもなかなか治らない、という方は塗る量を見直してみるといいかもしれませんね。

ちなみにローションタイプでは1円玉大が、容器に入った軟膏やクリームでは人差し指の先端から第1関節の半分の長さまですくった量が、この量に当てはまります（写真1-b）。ただ、これらはあくまで目安であり、皮膚がしっとりするぐらいの量、ティッシュが貼り付く程度に塗れば問題ありません。

Q ステロイドって、怖くない？

A 「ステロイドって副作用が怖いから塗りたくない」。外来でたびたびこの言葉を耳にします。確かにステロイドは外用薬にも副作用があります。皮膚が薄くなったり、ニキビができやすくなったり、細い血管が拡張したり。

しかし、そもそも本当にステロイドは怖いだけの薬なのでしょうか。ステロイド外用薬には、ステロイドホルモンを人工的に合成したものが入ってい

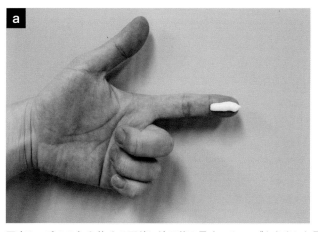
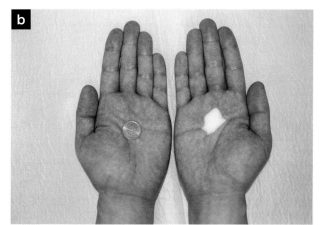

写真1　手のひら2枚分の面積に塗る薬の量（a. チューブから出した量、b. ローションタイプ）

す。ステロイドホルモンは、もともと人間の体の中で作られているホルモンの1種で、炎症を抑える働きがあります（写真2）。つまり、使い方さえ間違えなければ怖いだけの薬ではないということです。

　世の中で怖いと考えられているステロイド外用薬の副作用の原因の1つは、自己判断で塗ったりやめたりを繰り返し、長い期間に及んで使い続けることです。

　また、ステロイド外用薬には大きく分けて5段階の強さがあり、それぞれ体の部位、年齢、肌の状態によって使い分けます（表）。これを自己判断で強さと皮膚の状態が合わないものを使ってしまうと、皮疹が治りはしても副作用が大きく出てしまったり、逆に皮疹が治らず、延々と使い続けてやはり副作用が出てしまったりすることになります。

　皮膚科医にとって、ステロイド外用薬は最もよく処方する薬の1つです。そのときの皮膚の状態によって、「表」の大きな5段階の強さの中で、さらに細かく分かれている中から適切に使い分けをしています。最初から最後まで同じ薬のときもあれば、途中で強さを変えることもあります。

　もちろん皮膚科医が処方した通りに外用しても、副作用が出ないわけではありません。効果と副作用とのバランスをよく見ながらステロイドの強さを調節し、治療を進めていくことが大切です。

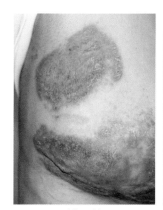
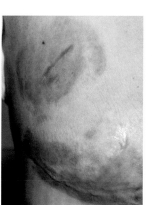

外用前　　　　　　　　外用後

写真2　ステロイド外用薬により軽快した接触皮膚炎

ランク
strongest（I群：最も強い）
very strong（II群：とても強い）
strong（III群：強い）
medium（IV群：普通）
weak（V群：弱い）

表　ステロイドの5段階の強さのランク

一言メモ

　ちなみに、ステロイドを塗っても皮膚は黒くなりません。湿疹などの炎症が長く続いてメラニンが過剰に作られることにより、黒くなるのです（炎症後色素沈着）。したがって、むしろしっかりステロイドを塗って炎症を早く抑えることで、色素沈着を防ぐことができます。

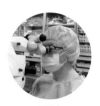

眼科
やま な　たか ゆき
山名 隆幸
科長

Q 51

眼科 ― 硝子体・網膜の病気、緑内障

患者さんの目にやさしい 低侵襲硝子体手術、 低侵襲緑内障手術とは？

Q 低侵襲手術・極小切開手術とは？

A 低侵襲手術とは、体への負担が少なく、患者さんにやさしい手術のことです。出血や周囲組織へのダメージが少なく、手術時間が短い、回復が早いなどの特徴があります。このような手術では切り開く範囲が小さいので、極小切開手術ともいわれることがあります。

どの診療科の手術でも、時代とともに低侵襲手術が行われるようになっていますが、眼科でもいろんな種類の手術が低侵襲化されています。その中でも特に、失明にいたる病気を扱う硝子体手術や緑内障手術の分野にめざましい進歩がみられ、それぞれ「低侵襲硝子体手術」「低侵襲緑内障手術」と呼ばれています。

Q 低侵襲硝子体手術とは？

A 硝子体とは眼球の中にある透明なゼリー状の組織で、眼球の形を保ち、外からの衝撃を和らげて眼球を守る役割があります。網膜とはアナログカメラに例えるとフィルムの役目をしている膜状の組織で、光や色を感じるための神経細胞でで

きています。網膜の中央部は視力にとって特に重要な部分で、黄斑といいます。

これらの部位に起きる主な病気には、網膜剥離、黄斑円孔、黄斑上膜、硝子体出血、糖尿病網膜症、増殖性硝子体網膜症などがあります。

硝子体手術とは、白目に傷口を開け、そこから眼の中に細い器具を入れて、上記のような硝子体や網膜の病気を治す手術のことです（図）。この傷口の直径は20ゲージ（0.9mm）で行う時代が長年続きましたが、医療技術や機器の進歩により、近年では25ゲージ（0.5mm）や27ゲージ（0.4mm）の、より小さな傷口で行うことによって、術中術後のリスク軽減、手術時間の短縮、早期の社会復帰につながるようになりました。このように、患者さんの負担が軽減されるようになった硝子体手術を「低侵襲硝子体手術」といいます。

さらに、手術時の観察方法でも進歩がみられ、大型の4Kモニターに映し出された立体映像を見なが

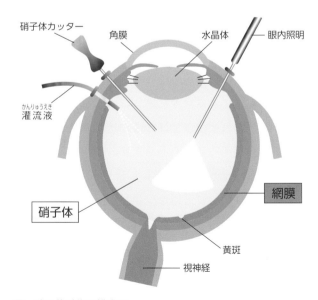

図　硝子体手術の模式図
0.4～0.5mmの傷口から器具を入れて、網膜や硝子体の病気を治療します

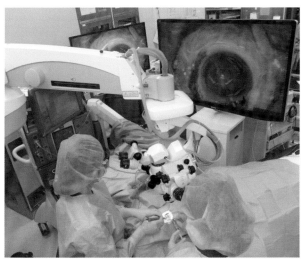
写真1　3次元デジタル手術の外景
3次元モニターで映像を立体的に見ながら手術を行います

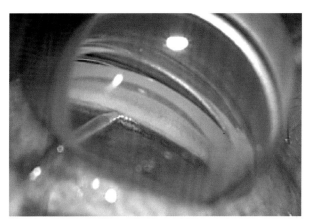
写真2　低侵襲緑内障手術の術中画像
房水（眼の中の水）の流出路にステントを挿入します

ら手術をする「3次元デジタル手術」が行われるようになりました（写真1）。映像をデジタル化して見やすく変換することにより、少ない光量でも手術ができるため、患者さんの術中のまぶしさを軽減でき、より低侵襲な手術が可能になっています。また、術者と周りのスタッフが同じ映像を見て手術を行うことになるので、円滑な手術操作や手術教育にも大きく貢献しています。そのほかにも、広い範囲を見ながら手術ができる「広角観察システム」や、直接見ることができない部分への操作を可能にする「内視鏡」も、手術を低侵襲化するために活用されています。

　当科でもこれらの最新技術を用いた硝子体手術が導入されており、患者さんへのやさしい良質な医療の提供に努めています。

Q　低侵襲緑内障手術とは？

　A　緑内障は、視神経（見たものを脳に伝える神経）が弱り、そのために視野（見える範囲）が狭くなってくる病気です。初期には自覚症状がほとんどありませんが、進行して見えない部分が中心に及ぶと視力が大きく低下します。国内では失明の原因1位の病気で、40歳以上の5％が緑内障であるとされています。弱ってしまった視神経は元に戻りませんので、緑内障で低下した視力を回復させることはできません。

　緑内障の治療としては、眼圧（目の内圧）を下げて進行を遅らせることしかありません。点眼などによる治療で眼圧が下がらない場合には、手術が必要となります。このような緑内障手術の中でも近年発展してきたのが、「低侵襲緑内障手術」です（写真2）。

　従来の緑内障手術とは異なり、この低侵襲緑内障手術では白目を切り開く必要がないので、手術時間の短縮、異物感の軽減、早期社会復帰が可能になりました。そのため当科では、より早期の緑内障患者さんにも手術をお勧めし、病状の進行を遅らせるよう努めています。また、低侵襲緑内障手術は白内障手術との相性が良好ですので、緑内障・白内障同時手術も積極的に行っており、患者さんの負担軽減に役立っています。

Q　すべてが低侵襲でできますか？

　A　手術方法の発展により、低侵襲で行うことができる場合がかなり増えてきました。ただし、治療が難しい場合には従来の手術で行うことがあります。患者さんごとに病状が異なりますので、詳しくは各医療機関で相談してください。

一言メモ

1. 眼科の手術でも、低侵襲化・小切開化が進み、患者さんの負担が少なくなってきました。
2. 特に硝子体手術や緑内障手術の分野で低侵襲手術が発展してきました。
3. 低侵襲でリスクが少ないため、病状が早期でも手術されるようになってきました。

Q 52

歯科のインプラント治療って、どんなもの？

歯科口腔外科
齋藤 翔太
科長
（さいとう しょうた）

Q 歯を失ったときの治療法は？

A 歯を失うと食事が噛みにくくなるだけではなく、見た目への影響や認知症の進行など、さまざまな影響が出るといわれています。失った歯を補う場合、ブリッジや入れ歯といった今まで一般的だった治療法のほかに、最近ではインプラントによる歯の回復が広く行われるようになってきました（図1）。

周囲の歯を削る必要があるブリッジや、違和感の強い入れ歯とは異なり、インプラントは周囲の歯に負担をかけることなく、元の歯と同じように強く噛むことができ、見た目も非常に美しいのが特徴です。また、安定しない入れ歯の固定のため、インプラントを利用する方法もあります。

Q インプラント治療って大変なの？

A インプラント治療はあごの骨にチタンのねじを植込み、その上に歯をかぶせます（図2）。手術が必要ですが、最近ではCTと歯の模型を用いて手術シミュレーションし、手術時にガイドシステムを使用することにより短時間で終了します。当院では安全な手術を提供できるように努めています。

骨が少ない方は、骨の移植が必要になることもあります。失った歯の本数や噛み合わせ、骨の状態などにより治療方針は異なります。インプラント治療は基本的に健康保険が適用されませんが、最近では腫瘍（しゅよう）や外傷などで多くの歯を失った方には健康保険が適用される場合もあります。

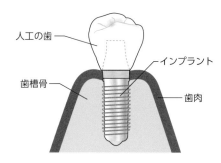

図2　歯科インプラント

インプラント　　**ブリッジ**　　**入れ歯**

図1　歯を失ったときの治療法

一言メモ

歯を失ったときにブリッジや入れ歯を入れると周囲の歯に負担がかかり、次々まわりの歯を失う "負の連鎖" になりかねません。インプラントにて歯を補うことで、それ以上、歯を失うことをストップできるという利点もあります。

Q&A（一般診療）

Q53

リハビリテーション科 — ロコモティブシンドローム

ロコモ予防について教えてください

リハビリテーション科
新里 修一（しんざと しゅういち）
副部長

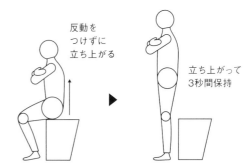

反動を
つけずに
立ち上がる

立ち上がって
3秒間保持

＊無理をせず、テスト中、腰に痛みが起こりそうな場合は中止してください。反動をつけると、後方に転倒する恐れがあります。

図　両脚で立ち上がりテスト：反動をつけずに立ち上がり、3秒間保持します（出典：ロコモ チャレンジ！推進協議会「ロコモパンフレット 2020 年度版」）

Q ロコモとは？

運動器（骨、関節、筋肉、神経など）の傷害によって、立ったり歩いたりするための身体能力が低下した状態を「ロコモティブシンドローム」＝ロコモといいます。2007 年に公益社団法人日本整形外科学会が提唱し、普及してきた概念です。片脚立ち（へんきゃくだ）で靴下がはけない、階段を上がるのに手すりが必要、横断歩道を青信号で渡りきれない等の方は要注意です。

　ロコモ度には、1、2、3 の 3 種類があり、ロコモ度 3 が最も重症で、社会参加に支障をきたしている状態です。ロコモ度 1 は移動機能の低下が始まっている状態、ロコモ度 2 は移動機能の低下が進行している状態です。

　ロコモ度は以下の 1.「立ち上がりテスト」、2.「2 ステップテスト」、3.「ロコモ 25」の 3 つのテストで判定し、一番悪いテスト結果をその方のロコモ度とします。

1. 立ち上がりテスト：片脚または両脚で座った姿勢から立ち上がり、下肢（かし）の筋力を測ります（図）。

2. 2ステップテスト：2 歩幅（cm）÷ 身長（cm）の 2 ステップ値で、ロコモ度を調べます。

3. ロコモ 25：25 の質問によるロコモ度判定です。頸（くび）、肩、上肢（じょうし）、腰、下肢など、体の痛みの度合い、起き上がり、トイレ、入浴といった生活動作の困難さの度合いなどの質問に答えて、0 から 100 点で評価します（100 点が最も重症）。

Q ロコモ予防にはどうしたらいいの？

ロコトレ（ロコモーショントレーニング）を行いましょう。これは 2 つの運動、「片脚立ち」と「スクワット」です。「片脚立ち」はバランス能力、「スクワット」は下肢の筋力をつけるトレーニングです。いつまでも元気な足腰でいるために、無理せず続けていくことが重要です。

　当院での取り組みとして、地域でロコモ予防の講演を行い、また、入院患者さんには、主治医からの依頼で、この場合は廃用＊予防になりますが、日常生活動作訓練や筋力訓練などを行っています。

＊廃用：長期間にわたり安静を続けることで、筋力低下や心肺機能の低下、うつ状態など、体に生じるさまざまな悪影響

ロコモについては、「日本整形外科学会ロコモティブシンドローム予防啓発公式サイト」（https://locomo-joa.jp/）に詳しい情報が掲載されています。

Q 54

リハビリテーション科 ― リハビリテーション

リハビリテーション科の役割は何ですか？

リハビリテーション科
しんざと　しゅういち
新里 修一
副部長

Q どんな役割があるの？

A さまざまな病気や外傷で日常生活に障害を生じた患者さんが、自宅復帰や社会復帰ができるように、その人の状態や環境に応じて、機能回復の訓練やサービスの活用などを行っています。

院内の各科からリハビリテーション（以下リハビリ）の依頼がくると、患者さんの障害を評価して、各々のニーズに合うようにリハビリを実施します。退院後に自宅や施設で安心・安全な生活が送れるように、本人、家族へ生活動作の指導や住宅環境の改善の提案、地域スタッフとの連携を行います。さらに必要に応じて、退院後も外来でリハビリを継続します。

当科は滋賀県立総合病院のリハビリテーション機能だけでなく、県立リハビリテーションセンターの医療部門の機能も担っています。そのため県内の他機関との連携体制のもと、総合的に評価を行い、院外からも患者さんを受け入れています。

Q どんな疾患にリハビリをするの？

A 当科では、脳血管疾患リハビリ、運動器疾患リハビリ、心大血管疾患リハビリ、呼吸

器リハビリ、がんのリハビリ、廃用症候群のリハビリを行っています。

●脳血管疾患（脳梗塞、脳出血、高次脳機能障害、脊髄損傷など）

麻痺などに対して日常生活動作や歩行訓練（写真1）をします。必要に応じて、機能的電気刺激装置、体重の負担を減らす装置（写真2）、歩行アシストを活用して、効率的、効果的に訓練を進めます。また、機能回復の状態に合わせて、補装具、自助具を作成、使用して実用的な動作につなげていくようにします。

認知機能障害、高次脳機能障害、言語障害についてはさまざまな機能の評価にもとづいて、記憶力、注意力、実行能力、コミュニケーションなどの機能向上を図る訓練や対処法の訓練を行います。

●運動器疾患（骨折や変形性関節症の手術後など）

関節可動域訓練、筋力訓練、歩行訓練、日常生活動作訓練を行います。必要に応じて部分荷重歩行訓練、免荷歩行装置、補装具、自助具などを用いた訓練をします。

●がんのリハビリ

がんやその治療により生じる運動機能や日常生活機能の低下を予防、改善することを目的とし、筋力訓練、呼吸訓練、日常生活動作訓練、歩行訓練などを行います。

●心大血管疾患（心不全や心筋梗塞、心臓や血管の術後など）

心機能の低下に対して、心肺機能の評価による適切な運動療法を各々の症例に応じて行い、日常生活能力の維持・改善と疾患増悪の予防を図ります。

＊1　増悪：もともと悪かった状態がもっと悪くなること

●呼吸器疾患（肺炎、慢性閉塞性肺疾患、肺の術後など）

呼吸訓練や、さまざまな運動療法を組み合わせて

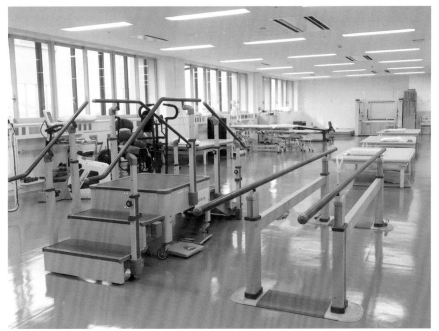

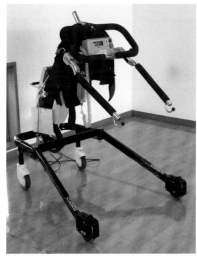
写真2　免荷歩行装置。脚に体重がかかる負担を減らして歩行訓練ができます

写真1　平行棒で立ち上がり、歩く訓練、可能であれば階段昇降訓練をします

行い、呼吸機能の向上と日常生活能力の維持・改善や疾患増悪の予防を図ります。

●廃用症候群（病気やけがでの長期安静、寝たきり状態が続くことで起こる心身の機能低下）

心身機能の低下に対して、筋力訓練、日常生活動作訓練、歩行訓練などを行います。

Q　どんな種類のリハビリがあるの？

A　リハビリの種類には、理学療法、作業療法、言語聴覚療法、心理療法があります。

理学療法：寝返りから、起き上がって、立つ、歩行などの動作の改善は、理学療法士が担います。歩行は平行棒や歩行器、可能であれば杖歩行訓練、階段などの段差越えの訓練をします（写真1）。必要に応じて装具を用い、また体重の負担を減らす装置（写真2）を用いて歩行訓練をします。歩行が困難と考えられるときは、車椅子に乗り移る動作をなるべく自分でできるように訓練します。

作業療法：食事、整容、トイレ、着替え、入浴、家事、和式生活動作などの日常生活動作の改善は作業療法士が担います。バネ箸、太柄のスプーン、火ばさみ、靴べら、孫の手、リーチャー*2といった自助具、靴下を履く自助具などを用いて、自分で身の回りの

動作ができるようにします。自分で動作ができないときは家族へ介護の指導をします。また、必要に応じて装具、上肢の負担を減らす装置も使用します。

*2　リーチャー：手の届かない所にあるものを掴みとったりするための補助具

言語聴覚療法：コミュニケーションの障害、注意力や記憶力の低下などの高次脳機能障害、食べることの障害などの改善を目的とした練習や指導は、言語聴覚士が担います。

心理療法：心理的側面、高次脳機能など、心理的適応の問題への対応は、臨床心理士が担います。患者さんから話を詳しく聞いて、他の職種と連携して、入院中や退院後の不安を解消するようにします。

以上のような多様な療法を組み合わせ、患者さんが自宅復帰や社会復帰するという目標に向かって取り組んでいます。

一言メモ

当科の特徴は、若年で社会復帰が見込める脳血管疾患、高次脳機能障害、脊髄疾患、難病の方など、当科でしか診られない患者さんを急性期病棟で、短期入院で受け入れていることです。

Q 55

体の病気と心の関係について教えてください

精神科
ばん　としのぶ
伴 敏信
科長

 体の病気と心の病気は関係しているの?

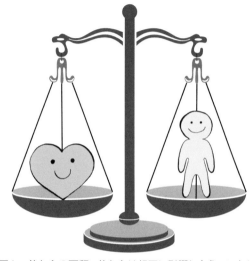

図1　体と心の天秤：体と心は相互に影響し合う、いわば「天秤」のような関係です

 急な心配事や恐怖に襲われると、だれもが心臓がバクバク、ドキドキしたり、手に汗をかいたりしますよね。人によりますが、胃がキリキリ痛んだり、下痢することもあります。心配事が長引くと気持ちは落ち込み、憂鬱(ゆううつ)になったり、イライラすることがあります。

また、体の病気、特に急に重大な病気になると、今後のことが心配になったり、心配しすぎて気持ちが落ち込んだり、普段できていたことが手につかなくなることがあります。

つまり、ストレスと体の症状とは、相互に影響を与え合っている関係で、ストレスが加わると自律神経の乱れやホルモンバランスの乱れ、免疫力の低下が起こり、さまざまな体の症状が出てきます。

自律神経やホルモンバランスの乱れにより、動悸(どうき)、胸苦しさ、胸の圧迫感、息苦しさ、息がつまる、吐き気、下痢、便秘、腹痛、胃の不快感、お腹(なか)の張り、頭痛、頭重感(ずじゅうかん)、目の疲れ、耳鳴り、口の渇き、喉(のど)のつかえたような感覚、飲み込みにくさ、痛み、しびれ、ふるえ、肩こり、発汗、かゆみ、立ちくら

み、頻尿(ひんにょう)、月経不順、微熱、倦怠感(けんたいかん)、疲労感、ほてり、めまい、気分の落ち込み、不安、イライラ感、意欲や集中力の低下、情緒不安定など、種々の症状を認めることがあります。

長い期間「ストレス」にさらされると、「体の症状」が長い期間続いてしまい、いわゆる自律神経失調症、心身症、パニック障害、不安症、適応障害やうつ病などに繋がるかもしれません。

このように、体と心は密接な関係を持ち、体の病気と心の病気とは、だれにでも起こりうる関係性を持っている、といえます。

Q 心疾患や脳血管疾患と心の病気は関係しているの?

A 心疾患の6人に1人、脳血管疾患も6人に1人は、うつ病を経験すると報告されています。

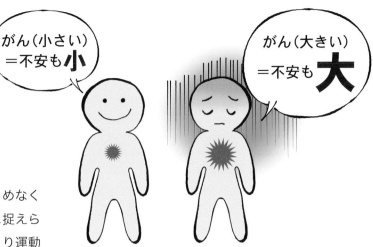

図2　がんが大きくなるほど、不安も大きくなっていきます

うつ病にかかると、一般的には何事も楽しめなくなり、憂鬱な気持ちが続き、何事も前向きに捉えられなくなる、といわれています。うつ病により運動量が減り、食事も偏ることで栄養状態が悪くなり、眠れないことでストレスも増え、自律神経やホルモンバランスの乱れが起こることで心疾患や脳血管疾患にかかりやすくなります。

心疾患や脳血管疾患にかかった早い時期にうつ病になると、リハビリテーションをする意欲が低くなり、回復の妨げになることもまれではありません。

このような状態にある場合は、看護師や主治医と相談し、希望、必要があれば、専門家である精神科医や心療内科医に相談することをお勧めします。

Q がんと心との関係は？

A がんかもしれないと思ったときから、多くの方がさまざまなストレスを感じます。

病院を受診し検査や診断を経ている段階で、不安な気持ちはあり、診断を告知されたときには誰もが大きな衝撃を受け、大きく動揺し混乱するといわれています。

気持ちが不安定になり、食欲不振や不眠、何も手につかず意欲が低下したりと、さまざまな症状がみられ、個人差はありますが1〜2週間続くことが多いといわれています。その後は、新たな状況へ適応しようと頑張り、徐々に元の生活に近い状態に戻っていきます。

ただ、一部の方は不眠が続き、不安が持続したり、憂鬱になったり、食欲が落ち、絶望感に迫られる状態となり、不安症、適応障害やうつ病という、心の病に至ることもあります。

だれもが、検査後から告知直後には不安定になりますが、それから2週間過ぎても精神的に安定しない場合は、看護師や主治医に相談し、希望、必要があれば、専門家である精神科医や心療内科医、精神腫瘍医に相談することをお勧めします。

また、がんは再発することがあり、積極的な抗がん治療を行えなくなることもあります。その際も大きな衝撃を受け、精神的に不安定になることがあります。体の些細な変化を病状悪化と結びつけて考えやすくなってしまうため、その分ストレスが増え、より大きく動揺し、混乱します。

心の面のみならず、生活の面でも今後の見通しが利きにくい状況であり、心の面のみの治療では不十分になることがありますので、主治医や看護師と相談の上、がん相談支援センターの専門相談員、緩和ケアチーム、心理士への相談をお勧めします。

一言メモ

体と心とは密接な関係があり、急激な大きなストレスがかかると、体も心も病気になることがあります。その際は主治医や看護師と相談し、必要があれば専門家に相談してください。

Q 56

知っているようで知らない麻酔科の役割 —— 実は「眠らせる」だけじゃない?

麻酔科
疋田 訓子
（ひきた くにこ）
副部長

Q 麻酔科の仕事について教えて

A　私たち麻酔科が患者さんと会う機会は大きく分けて3つです。1つ目は手術での麻酔、2つ目は集中治療部 (ICU)、そして最後はペインクリニックです。

●手術での麻酔

手術は大切な治療であると同時に、患者さんには痛みと大きなストレスが伴います。痛みとストレスは、術後の回復にも大きな影響を与えることがあるため、痛みを軽減し、ストレスから患者さんの体を守ることが私たち麻酔科の最も大切な仕事です。

手術での麻酔には、主に全身麻酔と局所麻酔があります。

1. 全身麻酔

手術中の患者さんを全身麻酔薬や鎮痛薬を用いて痛みを感じない深い眠りの状態にし、呼吸を助けるために人工呼吸を行います。私たち麻酔科は全身麻酔中の呼吸や血圧、心拍数などを常に監視し、手術の際に患者さんが受ける負担や体の状態に応じて人工呼吸器の管理や薬剤の調節、点滴や輸血、体温の管理を行い、手術が安全に進められるよう全身状態を維持します。

2. 局所麻酔（硬膜外麻酔、脊髄くも膜下麻酔、神経ブロックなど）

細い管や針を使って脊髄神経や末梢神経に局所麻酔薬を作用させ、必要な部分だけ痛みをとります。手術によっては全身麻酔と併用し、手術後も痛みをとるために使い続けます。

●集中治療部 (ICU：Intensive Care Unit)

集中治療部 (ICU) とは、一般病棟では治療が難しい重症患者さんを1か所に集め、さまざまな診療科の医師や医療スタッフの協力により、集中的に治療を行う部門です。

私たち麻酔科もその一員として参加し、特に大きな手術後の患者さんを回復に導く医療を行っています。

●ペインクリニック

その名の通り痛みを治療する部門であり、長く続く痛みやしびれなどの症状を総合的に診断・治療します。帯状疱疹や顔面神経麻痺、三叉神経痛、腰痛、坐骨神経痛など、さまざまな病気に対して内服治療や神経ブロック、レーザー治療などを行っています。

また、がん患者さんに対する緩和ケア医療では神経ブロック部門を担い、患者さんにとって大切な時間を痛みなく過ごしてもらえるよう努めています。

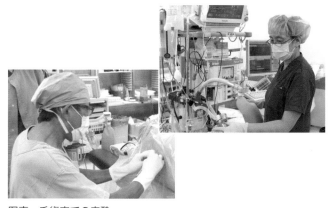

写真　手術室での麻酔

チーム医療

Q57 一人ひとりの患者さんを大切にし、心をつくした「癒しの看護」とは？

看護部

看護部
山中 寛恵
やまなか ひろ え
部長

Q 滋賀県立総合病院の看護とは？

A 当院は滋賀県唯一の県立総合病院であり、地域の総合医療の拠点として急性期[*]医療を担っています。また、都道府県がん診療拠点病院として急性期の治療から緩和ケアまで、「患者さんの思い」を大切にして、ケアを提供しています。

　私たちがめざすのは、一人ひとりの患者さんのニーズ（要望）に対して、患者さんが納得できるように最新の知識と確かな技術、そして何よりも患者さんを思いやる心を持ってきめ細やかにケアを提供する、心をつくした「癒（いや）しの看護」です。

＊急性期：病気・けがを発症後、14日以内（目安）

Q 看護師の役割とは？

A 病院を訪れる患者さんはさまざまな不安や心配ごとを抱えています。私たちは、24時間常に、患者さんを看まもり、いち早く異変を察知して対処し、痛みや苦しみを和らげるよう支援しています。また、体だけでなく心の痛みや家族へのサポートも、看護師の大切な役割の1つです。

Q どのような看護のスペシャリストがいるの？

A 当院では、看護のスペシャリストとして、専門看護師（6人）、認定看護師（20人）および特定看護師（4人）が所属しています。がん看護、皮膚・排泄ケア、糖尿病看護、心不全看護、認知症看護や感染管理など幅広い分野で活躍しています。

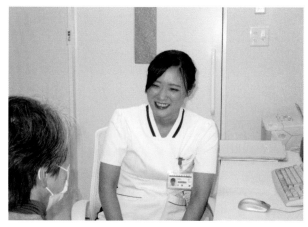
写真1　心不全看護外来で患者さんの話を聞きながら援助をしています

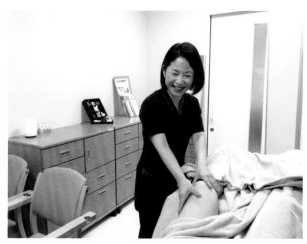
写真2　リンパ浮腫ケア外来では施術をしながら、さまざまな指導も行っています

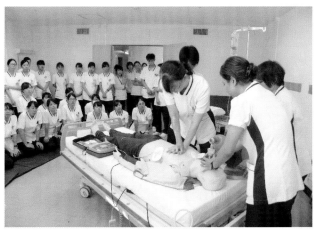

写真3　新人研修風景：状態が急に悪くなった患者さんを想定して対応を学んでいます

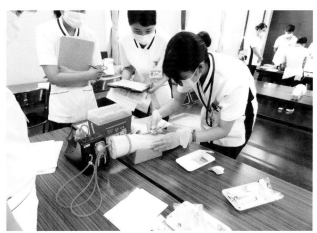

写真4　新人研修風景：人形を使って実技練習をしています

　これらのスペシャリストたちが「看護専門外来」を開設して、患者さんの療養とQOL（生活の質）の向上に向けた支援を行っています。さらに、一般市民の皆さんや地域の医療従事者を対象とした研修会の開催、医療機関の要請を受けた訪問調査などを行い、地域医療に貢献しています。

Q　どんな教育制度があるの？

　A　新人看護師から看護師長に至るまで、すべての看護師に「キャリア・ラダー*」を設けて研修を行い、成長を支援しています。高い看護技術を身につけることはもちろんのこと、患者さんや家族の困りごとに気づき、一緒に考え、かかわる中で、人として看護師として成長し続ける姿勢を大切にしています。

　また、看護師として熟練者のレベルに到達した先には、専門・認定看護師など看護のプロフェッショナルとしての道や、看護学校教員、研究者、クリニカルリーダーそして看護管理者など、さまざまな進路が開かれています。生涯を通じて学びを深め、看護の質の向上をめざすキャリアデザインを描くことを支援しています。

＊キャリア・ラダー：キャリア（経歴）とラダー（はしご）を合わせた言葉。個々の人材がキャリアアップしていけるよう、段階的に仕事内容や技術の目標を設定したシステム

Q　今後、求められる看護とは？

　A　当院は、今後さらに総合病院としてより高度な医療を進めていきます。がん診療に関しても、患者さん一人ひとりのがん遺伝子情報に基づいたゲノム医療の実践や、終末期医療を充実させる過程で、医療倫理や看護倫理の問題に気づく感性を磨き、患者さんの最も近くにいる専門職として、医師、薬剤師、臨床工学技士、放射線技師、栄養士、セラピストなどの多職種連携の調整役となって、チーム医療を実践しています。

　今、医療は治療の選択、療養生活、終末期をどのように過ごしたいかなど、患者さん自身の思いを大切にすることが求められています。患者さんが自分らしい人生を送ることができるよう、チームで協力し、より良い看護を実践していきます。

一言メモ

　当院は、創立から約50年間、安全で質の高い医療をめざすとともに、患者さんに対して真心をつくした「癒しの看護」を提供してきました。これからも、一人ひとりの患者さんや家族に安心と信頼と満足を提供することをめざし、県民および地域住民の皆さんの健康を支えていきたいと思います。

Q58 薬との上手な つきあい方とは？

薬剤部

薬剤部
中村 直美
<small>なかむら なおみ</small>
部長

Q お薬手帳はどう使えばいいの？

A 「お薬手帳」は、自分が使用している医薬品や健康食品・サプリメントについての情報を記録するためのものです。

同じ効果のある薬の重複や薬の飲み合わせ、手術前に中止する必要がある薬の有無など、大切な情報が記録されていますので、病院や薬局に行くときには必ず持っていきましょう。薬や食べ物のアレルギー、以前に経験した副作用に関する情報なども自分で記録しておきましょう。旅行先で病気になったときや災害時に避難したとき、救急受診のときなど、使用している医薬品の内容を正確に伝えることができます。

複数の医療機関を受診し、別々の薬局で薬を受け取っている場合も、「お薬手帳」は薬局ごとに別々に持たず、1冊にまとめましょう。

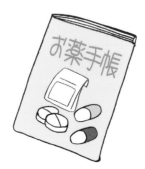

Q 薬が余っている場合はどうすればいいの？

A 飲み忘れや飲み残しで薬が余っている場合、医師が処方したとおりに薬が正しく使用できていないことが考えられます。

医師が考えたとおりの効果が出ていないと、薬の量を増やしたり、別の薬に変更したりすることにつながります。自己判断で中止したり、調節したりせずに、決められた用法・用量で正しく使用し、飲めていない場合は医師や薬剤師に伝えるようにしましょう。

錠剤が大きくて飲みにくい場合は、違う形のものに変更できることもあります。同じ薬が継続して処方されている場合は、処方日数から余っている薬の数を引いた数量で調剤することができますので、薬局で相談してください。

また、薬が余っているからといって、家族が同じような症状であっても、ほかの人に渡すことはやめましょう。

Q 病院の薬剤師はどんな仕事をしているの？

A 従来、病院薬剤師の業務は調剤業務が中心でしたが、現在では病棟での業務が中心になってきています。入院の際に使用している薬の聞き取りや、入院中の薬の説明、注射の抗がん剤の調製、高カロリー輸液の調製、病院内で使う特殊な製剤、病院内での薬の管理、薬に関する情報の収集や発信など、多くの業務に携わっています。抗がん剤

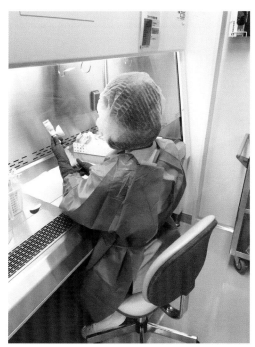
写真　薬剤師が安全キャビネット内で無菌的に抗がん剤を調製

の調製（写真）では、外部へ抗がん剤が漏れ出ることのないよう閉鎖式システムを採用し、患者さんへはもちろん、医療スタッフへの抗がん剤曝露を防ぎ、安心して薬物療法が提供できるようにしています。

調剤の際には、処方せんに記載された薬の用法や用量が問題ないか、血液検査のデータなどから腎臓や肝臓などの機能に応じた適正な量かどうかを確認し、疑問点があれば医師に問い合わせをして確認を行っています。

病棟では、患者さんから薬の服用状況や副作用が出ていないかなどを聞き取り、副作用を防ぐ対策やより良い薬物療法の提案などを行っています。

がんや感染症、栄養、糖尿病、緩和などの専門知識を習得して資格を取得し、病院内で他の職種と一緒にチーム医療に参加するなど、薬剤師としての専門性を発揮しています。

また、入院中は病院薬剤師が薬物療法にかかわっていますが、退院後に外来で通院する際には保険薬局で薬を受け取り、治療を進めていくことになります。

退院後の薬の服用状況や副作用の状況などについては、地域の保険薬局との連携が欠かせないものとなってきています。保険薬局の薬剤師との勉強会の実施や、服薬情報などを知らせる文書のやりとりを行うことにより、退院後も継続してより良い薬物治療ができるよう、病院と薬局との連携に取り組んでいます。

特に、抗がん剤を使用した薬物療法を外来で通院しながら行う場合は、安心して治療を受けてもらうために、専門の資格を持った薬剤師が、薬の効果や副作用、注意点などについて説明を行っています。

その際、実施しているレジメン（抗がん剤の治療計画書）や実施状況、抗がん剤等の投与量、主な副作用の発現状況などについて記載されたシールを患者さんにお渡しします。さらに保険薬局の薬剤師と情報を共有することで、より質の高い薬物治療が提供できるよう努めています。

Q 処方せんに検査値が書かれているのはどうして？

A 当院からお渡ししている処方せんの右半分には、検査値（血液検査結果の一部、図）を表示しています。この検査値は、薬の調剤を行う保険薬局への情報提供となっています。例えば、腎臓や肝臓の機能が低下している場合、処方された薬の量が適切か、副作用の初期症状がないかなど、保険薬局の薬剤師が確認を行い、安全に適正な薬物治療を行っていくために役立てています。

表示名	検査項目	表示名	検査項目
WBC	白血球数	T-BIL	総ビリルビン
好中球数	好中球数	AST (GOT)	アスパラギン酸アミノトランスフェラーゼ
Hb	ヘモグロビン	ALT (GPT)	アラニンアミノトランスフェラーゼ
血小板	血小板数	CRE	クレアチニン
PT(INR)	プロトロンビン時間	K	カリウム
		HbA1c	ヘモグロビンA1c

図　院外処方せん表示検査値項目

一言メモ

薬剤部では、患者さんに寄り添いながら、安全で安心な薬物治療の提供に努めています。入院中に、薬のことで分からないことや不安に思うことなどがありましたら、病棟の薬剤師に気軽にお声がけください。

Q 59

臨床検査部では、どのような検査をしていますか？

臨床検査部
みやがわ ゆうこ
宮川 祐子
主任主査

Q 超音波検査で、どんなことが分かるの？

A 超音波は周波数が20KHz以上の音で、人には聞こえません。超音波は何かにあたると反射（エコー）しますが、この性質を利用して、いろいろな臓器の形や大きさ、動き方をみたり、血管の壁の厚さや内側の様子、さらには血液の流れる速さや方向なども調べることができます。

超音波（エコー）検査は、痛みや体への悪い影響が全くなく、安全に繰り返し検査できるのが大きな特徴です。心臓や腹部のほか、血管、乳腺、甲状腺、関節、皮膚など、さまざまな部位の検査を行い、指先にできた小さなできものから、頭蓋内（頭の中）の血流まで調べています（写真1、2）。

検査は体にゼリーをつけて行い、約20分かかります。検査の目的によってもう少し時間がかかったり、絶食をお願いすることがあります。

当院には、超音波検査士など各専門資格を持った技師がたくさん在籍し、各診療科のカンファレンス（症例検討会）に参加したり、造影エコーや3Dエコーなど最新の技術と知識を活用しながら、正しい診断や治療に貢献できるよう頑張っています。

Q SMBGって、何？

A 糖尿病患者さんの中には、インスリンなどの注射薬を自分で打って治療を行う人がいます。その場合、患者さん自身で血糖値を測定し、自己管理してもらうことが必要となり、このことをSMBG（self-monitoring blood glucose：自己血糖測定）といいます。

普通は入院して注射薬の治療を始めますが、その際にSMBGのやり方も覚えてもらいます。当院では、滋賀県糖尿病療養指導士の資格を持つ臨床検査技師

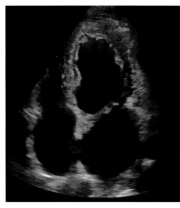

写真1　心臓の様子

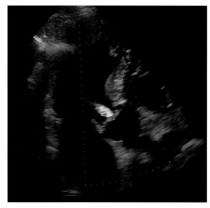

写真2　血液の逆流（黄色の部分）

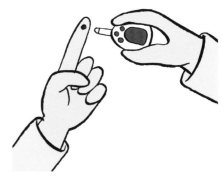

図1　自己血糖測定：わずかな血液を検査装置のセンサーにつけ、5秒ほど待てば血糖値が出ます

が、測定器の正しい使い方（図1）を分かりやすく指導しています。SMBGがうまく管理できると、糖尿病や合併症の管理にも役立つといわれています。

また、私たちは糖尿病療養チームのメンバーとして、さまざまな検査を活かし、啓発や指導にかかわっています。

Q 感染症の治療に必要な検査は？

A 感染症の治療には、原因となっている菌を確定し、その菌にどの抗菌薬（くすり）が最も効くかを調べることがとても大切です。当院では、菌の確定検査に質量分析装置（写真3）を導入し、以前であれば数日かかっていた原因菌の確定が、たった数分でできるようになりました。県内にはまだ数台しかありません。

この装置により、原因菌をいち早く主治医と抗菌薬適正使用支援チーム（AST：Antimicrobial Stewardship Team）に報告。患者さんにとって最適な抗菌薬を提案し、効果的な治療の向上につなげていけるよう、努めています。

また、薬剤耐性菌検査（薬が効きにくい菌かどうか調べる）なども院内で実施しており、感染制御チームや感染管理室とともに、日々、院内感染防止対策に取り組んでいます。

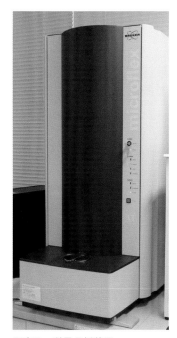

写真3　質量分析装置

Q PSG検査ってどんな検査？

A PSG（polysomnography）検査は「睡眠ポリグラフ検査」といい、「ポリ」は「多くの」、「ソムノ」は「睡眠」、「グラフィー」は「記録」という意味で、睡眠呼吸障害の診断や体の不具合を知るために欠かせない検査です。睡眠の深さを知るための脳波や呼吸の様子が分かるセンサー、そして血液中の酸素飽和度を調べるパルスオキシメーターなど、さまざまなセンサーをつけた状態で一晩眠ってもらいます（図2）。

当院では、呼吸器内科にて検査の依頼および診断、治療を行っています。臨床検査技師は、各センサーを患者さんにつけたり、約10時間に及ぶ大量のデータについて詳しく調べたりして、診断および治療に直接かかわる、大切な役割を担っています。

このように、臨床検査部では、最新の治療や医療を支えるために、さまざまな検査を通して、各チーム医療に貢献しています。

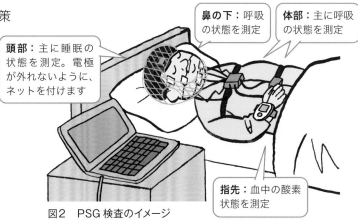

頭部：主に睡眠の状態を測定。電極が外れないように、ネットを付けます

鼻の下：呼吸の状態を測定

体部：主に呼吸の状態を測定

指先：血中の酸素状態を測定

図2　PSG検査のイメージ

一言メモ

睡眠呼吸障害（SDB：sleep disordered breathing）とは、睡眠中に体が呼吸することを忘れたり、呼吸をしようとしてもできなかったりする状態をいい、耐えがたい日中の眠気とそれに伴う集中力や学力低下、成長障害、心疾患、糖尿病、消化管の不調、うつ病など、さまざまな障害を引き起こすとされています。

放射線部

Q 60 画像診断検査の特徴や 医療被ばくについて 教えてください

放射線部
山田 茂樹
（やまだ しげき）
総括技師長

Q 画像診断って、何？

A 放射線や磁場・電磁波（じば・でんじは）などを用いて、体内の状態を画像化し診断する方法です。近年ではコンピューターを導入した技術が進み、体内をさまざまな方向から画像化することが可能となりました。

当院では、X線撮影装置やCT、MRI、RI装置を用いて、診断や治療に役立つ画像を提供しています。

Q 最新のX線撮影 （レントゲン撮影）とは？

A X線を胸・腹・四肢（両手、両足）・背骨・歯（しし）などの目的とする場所に照射し、体を透過してきたX線を画像化する検査のことをいいます。

X線画像は、体内を通過したさまざまな臓器のX線の吸収差によって白黒の濃淡が決まり、透過しやすい肺などは黒く、透過しにくい骨などは白く表示されます（図1）。

撮影する目的によって向きを変えて撮影したり、曲げたり伸ばしたり負荷をかけて撮影することで、体内の異常や骨折を簡便かつ迅速に調べることがで

きる検査です。

当院はデジタルX線撮影システムを使用しており、フィルムを使用していた頃と比較して、被ばく線量は3分の1程度になっています。また、撮影から画像表示まで数秒のため、待ち時間の少ない検査を提供しています。

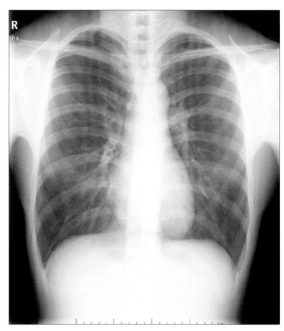

図1 胸部X線画像

Q CT検査では何が分かるの？

A 筒の中に入った状態で、体の周りからぐるりと一周にわたってX線を照射して、体の輪切り画像の撮影を行う検査です。体の内部構造を細かく撮影することが可能です。近年では、技術の進歩に伴い、単なる輪切り画像だけでなく、いろいろな断面の画像や立体的な画像を取得することができるようになりました（図2）。

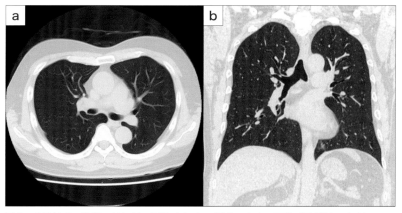

図2　CT検査：胸部の輪切りの画像（a）と、任意の方向の画像（冠状断、b）が容易に取得できます

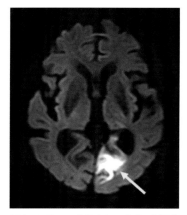

図3　MRIで確認される初期脳梗塞画像

X線を使用するため被ばくは避けることができませんが、当院では可能な限り積極的な線量低減に努めており、X線による影響を受けやすい臓器などは、意図的に線量を低減するなどの工夫をしています。

Q　MRI検査のことを教えて

A　非常に強力な円筒型の磁石に体を入れた状態で、ラジオなどに用いられるような電波を体に当てると、体から微弱な電波が返ってきます。これを受信して画像化する検査です。

MRI検査では、全身のさまざまな病変を発見することができます。例えば、頭部の撮影を行うことで脳梗塞の早期発見が可能です（図3）。また、造影剤を使用することなく血管の撮影もできるため、動脈瘤（どうみゃくりゅう）の早期発見も可能となります。

当院では、磁石の強さの異なる2台の装置を用いて検査を行っています。それぞれ装置の特徴が異なるため、検査内容に応じて装置の使い分けを行うことで、最適な診断画像を提供できるよう努めています。放射線による被ばくはないですが、特殊な環境で検査を行うため、体内に金属が埋め込まれている方は検査ができない場合があります。

Q　RI検査って、何？

A　放射線を出す薬を体に入れて、出てくる放射線を検査装置で受け取って画像にする検査です。薬の種類を変えることで、同じ装置でもさ

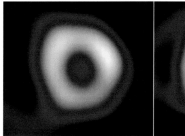

正常像　　　　　心筋梗塞画像

図4　RIで確認される心筋の正常像と心筋梗塞画像

まざまな検査ができます。

心臓に集まる薬を使うことで狭心症（きょうしんしょう）や心筋梗塞（しんきんこうそく）の検査ができたり（図4）、脳に集まる薬を使うことでアルツハイマー型認知症の検査ができたりします。腫瘍（しゅよう）に集まる薬を使うことで、「良性なのか、それとも悪性なのか」や全身への腫瘍の広がりなども調べることができます。

当院は研究所としての機能も持ち合わせており、さまざまな臨床研究＊を行いながら先進医療を提供しています。

＊臨床研究：病気の原因の解明、病気の予防・診断・治療方法の改善や、患者さんの生活の質（QOL）の向上などを目的として人に対して行う医学研究

一言メモ

病気の発見のために、X線検査やCT検査などが行われます。被ばくに対する心配はあるかと思いますが、医師は被ばくの影響よりも、検査を行うメリットが上回ると判断した場合のみ検査を勧めます。また、当院のすべての検査装置は、放射線が出る量を適正に管理しています。医師から勧められた際には、安心して検査を受けてもらえると思います。

Q 61

病理診断科

病理診断って、どんなことをするのですか？

病理診断科
岩佐 葉子（いわさ ようこ）
医師

患者さんの体から採取された病変の組織や細胞を顕微鏡で観察して診断するのが病理診断で、この病理診断を専門とする医師が病理医です。

Q 治療方針を決めるための役割は？

A 患者さんの病気を正確に診断して治療する必要がありますが、肉眼観察や問診、血液検査や画像診断などのさまざまな検査方法を使っても、その病気の本態が分からないことがあります。そのようなときには患者さんの体の病変の一部を採取して（生検といいます）、検査技師が顕微鏡用のガラス標本を作製し、病理医が観察して生検組織診断を行います。その病変が悪性（がん）か良性か、それとも腫瘍（できもの）ではない別の病気なのかを診断し、治療方針決定のための情報を提供します。

手術で摘出された臓器も病理医が病変の部位や大きさ、広がりを肉眼で確認し、必要な部分を切り取って、検査技師が顕微鏡用のガラス標本を作製します。これを顕微鏡で観察して、どのような病気なのか（組織型）、手術で取り切れたのか、がんであれば悪性度はどの程度なのか、転移しているのかなどを診断し、追加治療が必要かどうかなどの判断材料の情報を提供します。

さらに必要であれば、免疫組織化学（免疫染色）という特殊な染色を追加することによって、病変のより詳しい性質を知ることができます。特にがんの場合は免疫染色の結果から、抗がん剤に対する治療効果や予後[*1]の推定に有用な情報も提供します。

＊1　今後の病状についての医学的な見通し

Q 細胞診って何？

A 子宮がん検診では子宮頸部（けいぶ）の細胞をこすりとって顕微鏡用のガラス標本を作製し、がんであるのか、がんになる前の状態であるのか、何も病気がない状態であるのかを調べます。そのほか、肺がんでは痰（たん）、膀胱がんでは尿の中にがん細胞が混じることがあり、痰や尿を顕微鏡で調べてがん細胞がいるかどうかを判断するのが細胞診です。

組織診のほうが多くの情報が得られますが、細胞診のほうが患者さんの体への負担が少ないです。標本作製やスクリーニング[*2]は細胞検査士が行い、病理医（細胞診専門医）が診断します。

＊2　スクリーニング：ふるい分けの検査

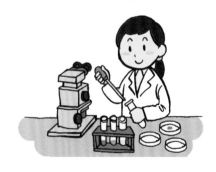

一言メモ

がんゲノム医療においても、適切な病理組織標本の選択と腫瘍細胞率の評価を病理医が行っています。

Q 62

臨床工学部

臨床工学技士はどんな仕事をしているのですか？

臨床工学部
あかまつ しゅんじ
赤松 俊二
主任主査

Q 臨床工学技士って？

A 医療技術の進歩に伴い、病院で使用される医療機器の構造も複雑化し、高度化、専門化が進んでいます。「臨床工学技士」とは国家資格を持った医療技術者の1つで、医学と工学の両方の専門知識を併せ持つ「医療機器のスペシャリスト」であり、チーム医療の一員として安心・安全な検査や治療の提供に大きく貢献しています。

Q 病院ではどんな仕事をしているの？

A 臨床検査技師や診療放射線技師に比べると馴染みが薄いかもしれませんが、病院内の手術室や集中治療室、血管内治療室、外来、一般病

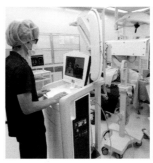
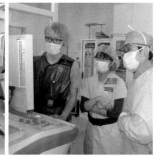

写真3　手術室　　　　　　写真4　血管内治療室

棟など多くの場所で業務に携わっており、医療機器の操作のみならず安全に正しく使用できるように保守管理も行っています（写真1）。生命維持管理装置と呼ばれる血液透析装置（写真2）、人工心肺装置、人工呼吸器、心臓ペースメーカーなど、生命や健康を直接左右する機器も多く扱っています。

手術室（写真3）には多くの医療機器があり、準備や操作、トラブル対応などを行っています。特に心臓手術では、一時的に停止させた心臓の代わりをする人工心肺装置を操作し、全身管理を行っています。

血管内治療室（写真4）では、狭心症や心筋梗塞（きょうしんしょう　しんきんこうそく）に対して行われる心臓カテーテル治療や、不整脈に対して行われる心筋アブレーション治療で使用される機器の操作を行い、医師と意見交換しながら治療を進めており、大きなやりがいと責任感を感じられる仕事です。

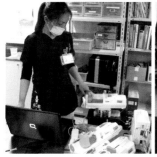
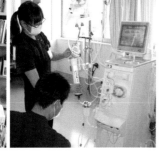

写真1　医療機器の保守管理　　写真2　血液透析装置

一言メモ

臨床工学技士は、「臨床」を意味する clinical と「技術者」を意味する engineer を併せて "Clinical engineer（CE）" といいます。1988年に誕生した比較的新しい職種であり、臨床工学技士が誕生する以前の名残である ME（Medical engineer）と呼ばれることも多くあります。

Q 63

医療事故を防ぐための取り組みについて、教えてください

医療安全管理室
かつやま かずひこ
勝山 和彦
室長

Q 医療事故は、どうしたら防げるの？

医療事故とは「医療に関わる場所で医療の全過程において発生する人身事故一切を包含し、医療従事者が被害者である場合や廊下で転倒した場合なども含む」とされています。患者さんが受けた検査や治療、ケアにおいて、本来とは異なった事態(不利益)が発生することをいいます。

医療は患者さんを治療し、健康を取り戻すことをめざしていますが、リスクを伴う医療行為を行う場合、患者さんに予期せぬ害が生じ、時に死亡に至ることもあります。以前は「医療事故はあってはならないこと、個人の注意で防ぐことができる」と思われていましたが、2000年以降は「医療事故は起こりうること、チームや組織全体のあり方を改善しなければ事故は防止できない」と考えられるようになりました。

医療事故が起こるのはヒューマンエラーという観点から、医療事故を防ぐためには、組織として職員一人ひとりが安全管理に対する意識を持ち、安全なシステムの構築を図り、積極的に医療事故防止に取り組むことが大切です。そのためには職員からインシデントレポート(事故報告)として情報(医療事故

や事故につながらなかった些細なこと、「ヒヤリとした」「ハッとした」こと)を報告してもらい、事故内容を正確に把握、状況を確認し、原因分析、再発予防策や改善策を講じることが必要です。医療において1件の重大事故の背景には29件の軽微な事故、さらに300件のヒヤリ・ハットが存在する(ハインリッヒの法則)といわれています(図)。

どんな些細な「ヒヤリ・ハット」でも報告する文化を醸成することが、重大な事故防止につながります。「インシデントレポートが多い」＝「医療事故が多い」ではありません。インシデントレポートの報告数が多いことは、医療安全に積極的に取り組んでいる病院といえます。当院でも職員に、どんな些細なことでもインシデントレポート報告することとし、医療安全管理室では医療現場の実状に合わせた、有効な予防策を関連部門・部署と話し合い、事故防止に取り組んでいます。

患者さんにとって安全な医療体制、および職員が安心して働ける職場環境の整備に心がけることが事故防止につながります。

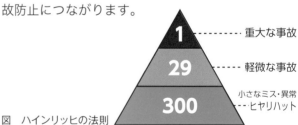

図　ハインリッヒの法則

一言メモ

患者さん・家族も医療チームの一員です。安全な医療を実践するために、患者さんには、フルネームを名乗ってもらい確認しています。患者さんも自ら名前を名乗る・確認する・疑問があれば説明を求めることで、治療に積極的に参加し、ともに安全確保に努めることが大切と考えます。ご理解とご協力をお願いします。

Q64 感染管理室

どのように患者さんを感染から守っているのですか？

感染管理室
はらだ ひでき
原田 英樹
室長

微生物は私たちのように自ら動くことはできません。患者さんを感染から守るために、私たち（病院職員、患者さん、お見舞いの方など）が微生物の運び手となって、感染症を病院内に広げてしまわないよう、健康管理や手指衛生をしっかりする必要があります。飛沫を飛ばさない、吸い込まないためにはマスクの着用など、咳エチケットも必要です。また、感染症を適切に治療するには、どのような微生物が病気の原因となっているかを調べたり、抗生剤を適正に使用するように指導・管理したりする必要もあります。

当院では、院内感染を防ぐとともに適切な感染症診療が提供されるよう、さまざまなプロフェッショナルにより感染制御チーム、抗菌薬適正使用支援チーム、感染管理実践者チームが組織され、活動を行っています。

Q 感染制御チーム（ICT）とは？

A 患者さんや家族をはじめ、病院にかかわるすべての人たちを、院内で起こるさまざまな感染症から守るために、感染対策の普及や指導について活動する組織です。感染症により不利益が生じないように感染防止を図るとともに、効果的な方法を選択して医療の質の向上に努めています。

Q 抗菌薬適正使用支援チーム（AST）とは？

A 抗菌薬の不適切な使用（過少投与、過剰投与、不要な長期投与など）は、薬剤耐性菌（抗菌薬が効きにくい細菌）を発生させ、さらに蔓延させる原因となっています。ASTは、治療効果の向上、副作用の防止、薬剤耐性菌の出現リスク軽減を目的として、抗菌薬の適正使用を支援しています。

Q 感染管理実践者チーム（ICP）とは？

A 担当者が感染対策の実践モデル（手本）として業務に従事し、医療関連感染を最小限に抑えるように努めています。現場レベルでの感染対策に関する問題点の把握・収集を行うとともに、感染防止策の周知・徹底や医療関連感染に関する情報伝達・啓発を行っています。

一言メモ

新型コロナウイルス（コロナ）蔓延下で、2020～2021年シーズンのインフルエンザ感染症は激減しました。ウイルス干渉*によるとの声もありますが、一番はマスク着用、手指衛生、密を避けるなどの対策が功を奏したのだと思います。今までいかにインフルエンザを軽んじて対策を取っていなかったかということではないでしょうか。そして、コロナの感染力の強さも脅威的です。今後も新たな感染症が出てくるといわれていますので、感染対策・危機管理について考えていく必要があるのではないでしょうか。

＊ウイルス干渉：あるウイルスが流行すると、ほかのウイルスが流行しない現象

Q65 病気とつきあうための栄養管理について教えてください

栄養指導部

栄養指導部
たつみ たつや
巽 達也
主任栄養士長

Q なぜ「栄養」をとる必要があるの？

A 私たちは、食べることを通じて必要な栄養素（炭水化物、タンパク質、脂質、ミネラル、ビタミン）を体内に取り込んでいます。体内に取り込まれた栄養素は、互いにかかわり合いながら複雑な反応（代謝）を行い、私たちの体をつくり、生命維持活動に役立っています。

なぜ「栄養」をとる必要があるのかというと、バランスのよい食事で必要な栄養素を過不足なくとることが、健康を保つことにつながり、病気があっても治療効果を高め、回復を促進することになるからです。

当部では、個々の患者さんに適した病院給食を毎食100種類以上提供しています。また、継続した栄養管理のため、栄養指導も毎日行い、必要な知識や技術をアドバイスしています。入院・外来患者さんの「栄養」について幅広く対応していますので、遠慮なく相談してください。

Q 治療の影響で食事が十分にとれるか不安なのですが？

A 入院中は治療の影響や環境の変化など、さまざまな要因によって食欲不振となり、食事量が減る患者さんがいます。必要な食事量が確保できないと、栄養状態が悪化して治療に影響が出てしまう場合もあります。

そこで当部では、食欲不振の患者さんにどのようなものが食べやすいか聞き取り調査を行い、病院給食の内容を調整しています。

例えば、口の中やのどに痛みがある患者さんには刺激の少ない軟らかい食事を提供しています。治療の影響で味を感じにくい患者さんには、通常の病院給食より味付けを濃くしたメニュー（写真1）を提供することもあります。量をたくさん食べられない患者さんには、栄養補助食品などを使って必要な栄養が効率よくとれる工夫をしています。ほかにも、患者さんや家族などと相談しながら、食べやすい工

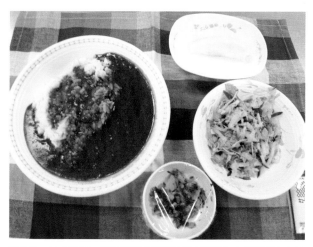

写真1　いぶき食。化学療法などで食欲が低下した患者さん向けの食事

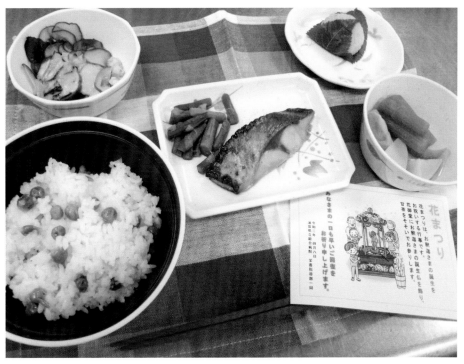

写真2　行事食。花祭りのメニュー

夫を考えています。

　一方で、口からの食事だけでは十分な栄養が確保できない場合は、鼻からのチューブや点滴などを使った栄養摂取が必要になることもあります。そのような場合は、主治医のほか、多職種からなる栄養サポートチーム（NST）を編成して、患者さんに最適な栄養管理方法を提案しています。食事や栄養管理について不安に思われる場合は、気軽に相談してください。

Q 退院後の食事管理が不安です。どうしたらいいの？

　A　先述したように、健康を保つためには、エネルギー量や栄養素を過不足なく摂取することが大切です（図）。病気になると、より厳密に栄養量をコントロールしなければいけない場合があり、また病態によっては栄養の必要量や食事回数が変わることもあります。そのほか、噛む・飲み込む機能に問題がある場合などは特別な調理が必要になります。

　入院中に栄養指導を受け、自分に適した食事量などを確認した上で、提供する食事を「見て」「食べて」

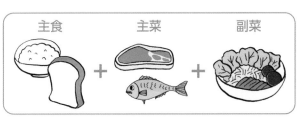

図　主食・主菜・副菜でバランスアップ！

もらえれば、退院後の食事の参考になると思います。

　退院後のライフスタイルに合わせ、具体的に「いつ」「何を」「どのように準備して」食べたらよいのか不安に思われる場合には、退院後に栄養指導を継続して受けることもできます。外来での栄養指導は、持参してもらった食事記録をもとに、管理栄養士がエネルギー量やバランスなどを確認し、改善点がある場合には患者さんと一緒に改善方法を考えます。マンツーマンで対応しますので、何でも気軽に相談してください。

一言メモ

　病院給食は治療の一環として重要ですが、患者さんにとっては楽しみの1つでもあります。当部では、現在年間20回以上の行事食を提供しています。季節を感じてもらえるよう旬の食材を使い、カードも添えて入院中でも楽しめるよう工夫しています（写真2）。

Q66 「人生会議」って、どんなことをするのですか？

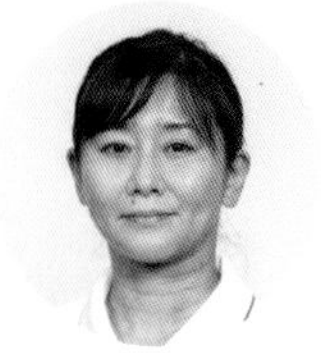

緩和ケアセンター ── ACP

緩和ケアセンター
笹田 彩（ささだ あや）
緩和ケア認定看護師

Q 「人生会議」って、何？

A 「人生会議」は、アドバンス・ケア・プランニング（Advance Care Planning = ACP）の愛称です。

「人生会議（ACP）」は、将来の人生をどのように生活し、どのような医療や介護を受けて最期を迎えるかについて、自分自身の考えを心づもりとして家族や大切な方、医療やケアの担当者とあらかじめ話し合っておく取り組みになります。状況や環境、体調の変化により、思いや望みが変わることもあるため、「人生会議」は繰り返し話し合うプロセス（過程）を大事にする取り組みでもあります。

皆さんは、「自分はこんなふうに人生の最期を迎えたい」ということを考えたことがありますか？

家族や大切な方が人生の最期をどんなふうに迎えたいと思っているか、聞いてみたことがありますか？

「できる限りの治療を受けたい」「つらい痛みは何とかしてほしい」「家族に負担はかけたくない」など、いろいろな考えや希望があると思います。将来の変化に備えて、大切にしていること、自分自身が望む医療やケアについて考えてみることは、最期まで自分らしく生きることを考えることでもあります（図1）。

あなたにとって、大切なことは？

- □ 家族や友人のそばにいること
- □ 仕事や社会的な役割が続けられること
- □ 身の周りのことが自分でできること
- □ できる限りの医療が受けられること
- □ 家族の負担にならないこと
- □ 痛みや苦しみがないこと
- □ 少しでも長く生きること
- □ 好きなことができること
- □ 1人の時間が保てること
- □ 自分が経済的に困らないこと
- □ 家族が経済的に困らないこと
- □ その他（　　　　　　）

なぜそう思うか、考えてみましょう

図1 「大切にしていること」を考えてみましょう（例）
（厚生労働省HP「『人生会議』してみませんか」〈https://www.mhlw.go.jp/stf/newpage_02783.html〉内、人生会議学習サイト 神戸大学HP「ゼロからはじめる人生会議」〈https://www.med.kobe-u.ac.jp/jinsei/〉をもとに作成）

Q どんな取り組みをしているの？

A 当院では、医療やケアにかかわる多職種のスタッフが「人生会議」について学ぶ研修会を2018年から毎年開催し、病院全体で「人生会議」に取り組む体制作りを進めています。

皆さんが医師から病状や治療など大事な説明を受ける際には、家族や大切な方とともに看護師等の医療・ケア担当者も同席します。そして皆さんが知りたい情報を得て、納得して医療やケアを選択できるよう、支援に取り組んでいます。この取り組みは、治療やケアの選択にあたり、皆さんが考えたことやそのときの気持ちを、家族や大切な方とともに、医療やケアの担当者と話し合いを重ねて共有する「人生会議」になります。

また、当院を受診の方には、外来受診や入院の機会に「症状確認表」を記入してもらうことがあります。「症状確認表」には体の症状や気持ちの状態だけでなく、相談したいことを記入することができます。皆さんがこれからの過ごし方について考えてみ

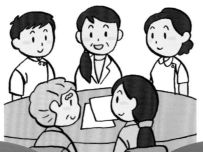

考えてみましょう①
あなたが大切にしている
ことは何ですか？

考えてみましょう②
あなたが信頼する人は
誰ですか？

体調や心の状態に応じて
考えや望みは変化することがある
ため、何度でも、繰り返し考え
話し合いましょう

話し合いましょう
信頼する人や医療・ケアの
担当者と話し合いましたか？

共有しましょう
話し合いの結果を大切な人たち
に伝えて共有しましたか？

※知りたくない、考えたくない方への十分な配慮が必要です

図2 「人生会議」の話し合いのすすめ方（例）
（厚生労働省 HP「『人生会議』してみませんか」内、「リーフレット」〈https://www.mhlw.go.jp/content/10802000/000536088.pdf〉をもとに作成）

よう、相談してみようと思ったときに医療やケアの担当者と話し合えるよう、「症状確認表」の活用に取り組んでいます。

 Q 「人生会議」って、何から始めるといい？

A 体調や気持ちが落ち着いているときに、「大切にしていること」を考えてみることが方法の１つになります（図2）。また、厚生労働省のホームページ内には、項目に沿って記入できる書式の掲載もあり、皆さんが「人生会議、やってみよう」というときに活用できます（図3）。

これまで大切にしてきたこと、これからも大切にしたいこと、やりたいこと、これだけは嫌だということなど、自身が望んでいることがあると思います。医療や介護についても「してほしいこと」「してほしくないこと」などありませんか？

すぐに決められないことがあってもいいのです。考えてみることが大切で、気になっていることや迷っていることも含め、考えたことを家族や大切な方へ話してみましょう。

医療や介護に関することは、病状などを踏まえて考える必要があることも多いため、家族や大切な方とともに医療やケアの担当者から十分な説明を受けて、話し合いを重ね、一緒に考えていきましょう。

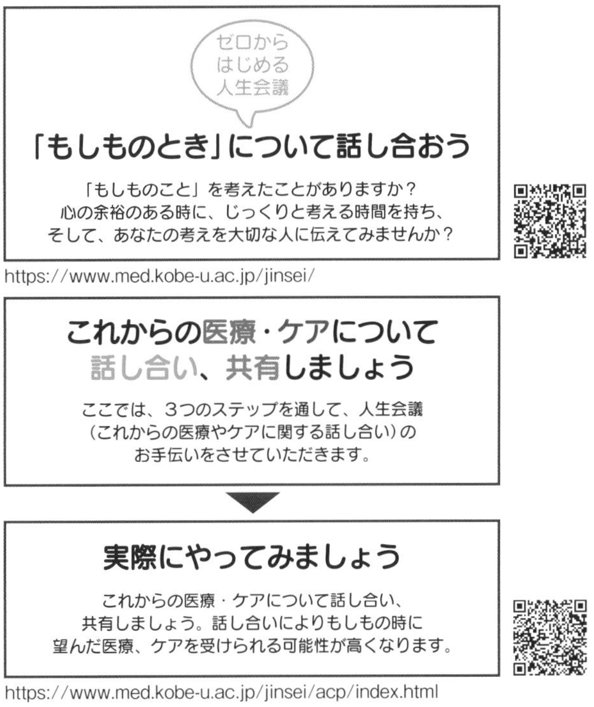

 ゼロから
はじめる
人生会議

「もしものとき」について話し合おう

「もしものこと」を考えたことがありますか？
心の余裕のある時に、じっくりと考える時間を持ち、
そして、あなたの考えを大切な人に伝えてみませんか？

https://www.med.kobe-u.ac.jp/jinsei/

これからの医療・ケアについて
話し合い、共有しましょう

ここでは、3つのステップを通して、人生会議
（これからの医療やケアに関する話し合い）の
お手伝いをさせていただきます。

実際にやってみましょう

これからの医療・ケアについて話し合い、
共有しましょう。話し合いによりもしもの時に
望んだ医療、ケアを受けられる可能性が高くなります。

https://www.med.kobe-u.ac.jp/jinsei/acp/index.html

図3 「ゼロからはじめる人生会議」
（出典：厚生労働省 HP「『人生会議』してみませんか」内、人生会議学習サイト
　神戸大学 HP）

一言メモ

大切にしていることを考え、伝えることから、最期まで自分らしく生きるための「人生会議（ACP）」をしてみませんか？

家族や大切な方にとっても、将来への心づもりとなる大事な事柄です。家族や大切な方、医療やケアの担当者とともに繰り返し話し合いましょう。

地域医療連携室 — がん相談

Q 67 がん相談支援センターの役割とは？

地域医療連携室
三輪 真澄
（みわ ますみ）
主幹

Q がん相談支援センターって何？

A がん相談支援センターは、全国の「がん診療連携拠点病院」や「地域がん診療病院」に設置されている、がんに関する相談の窓口です。

これらの病院は、全国どこに住んでいても質の高いがん医療が受けられるように、厚生労働大臣が指定した施設で、治療の内容や設備、がんに関する情報提供などについて一定の基準を満たしています。現在（2021年4月時点）、451施設が指定を受けており、その病院にかかっていなくても、無料で相談ができますので、前もって電話などで予約してください。相談内容が相談者の同意なく、主治医をはじめ、ほかの方に伝わることはありません。どうぞ安心してご利用ください。

当院は、都道府県がん診療連携拠点病院の指定を受けており、新館1階12番のBに、がん相談支援センターを設けています。

【利用方法】面談・電話・メール
【相談時間】9時〜17時15分（祝日を除く平日）
当センターの詳細についてはホームページをご覧ください
http://www.pref.shiga.lg.jp/kensou/kanja/107782.html

Q どんな相談ができるの？

A 国立がん研究センター主催の研修を修了したがん専門相談員（職種：看護師、医療ソーシャルワーカー、臨床心理士など）が話をお聞きしています。

がんに関すること、治療のこと、がんゲノム医療に関すること、セカンドオピニオンのこと、これからの生活のこと、治療とくらし（仕事、家事、育児、介護など）の両立のこと、医療費・生活費・制度のこと、医療関係者・職場・家族・友人・知人との人間関係のこと、緩和ケア・緩和ケア病棟のことなど、さまざまな相談に応じています。

また、がんの診断や治療についてもっと知りたいとき、自身に合った情報を探すお手伝いをし、相談者の悩みや困りごとの解決策を一緒に考え、不安や心配ごとが軽減するよう支援しています。隣接場所には「がん情報コーナー」や「アピアランスサポートコーナー」を設置していますので、自由にご覧ください。

さらに就労の専門家や公立図書館との連携・協働、がん教室「まなびや」、がん患者サロン（がん患者さん同士の交流の場）の開催も行っています。開催については、当院ホームページ、院内ポスター、チラシなどでご確認をお願いします。

当センターをご利用いただいた方からの声

● いくつかの問題点について説明を受けて、迷っていたことがはっきりと整理できて前に進もうと思った。
● 守秘義務があるので、安心して話を聞いてもらえた。
● これからの治療の方向性が明確になり、ずいぶん迷いが軽減した。伺ってよかった。

Q 68 地域医療連携室では、どんなことをしていますか?

地域医療連携室
長谷川 浩史
(は せ がわ ひろ し)
室長

Q 地域医療連携室ってどんなところ?

A 地域医療連携室は、「地域連携係」と「がん対策・医療相談係」の2係体制により、関係医療機関の窓口として、また、患者さんなどの道標として、主に以下の業務に取り組んでいます。

1. 地域医療連携業務の推進(地域連携係)

当室の広報誌「連携ニュース」による地域の診療所等への情報発信など、関係医療機関との連携強化を推進しています。また、FAX による外来診療や検査予約など、紹介患者さんの受け付けを行っています。

2. 入退院支援の充実(地域連携係)

入院患者さんが安心して退院後の在宅生活や、在宅医療・介護を継続できるよう、院内各科や地域の医療機関、介護関係施設等と連携・調整を行っています。

3. 医療福祉相談業務(がん対策・医療相談係)

転院や退院後の悩み、医療費等の経済的問題、介護・福祉制度に関する相談に医療ソーシャルワーカー等が対応しています。また、「がん相談支援センター」(136 ページ参照)も併設しています。

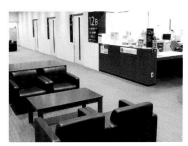

写真2 地域医療連携室

Q 治療を受けたいときは?

A 外来診療受付時間に直接来院もできますが、当院には滋賀県内外から多くの患者さんが受診しています。そこで診察待ち時間の短縮を図るため、かかりつけ医から地域医療連携室を通して予約を受け付けています。診察日時については、可能な限り希望に添えるよう努めていますので、かかりつけ医に相談の上で事前予約をしてもらうようお勧めしています(詳しくは、当院のホームページ〈https://www.pref.shiga.lg.jp/kensou/〉をご覧ください)。

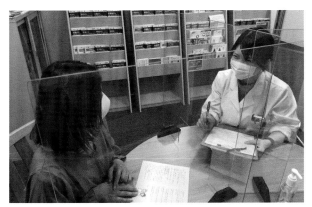

写真1 地域医療連携室での相談風景

> **一言メモ**
>
> 地域医療連携室は、患者さんと診療所などの関係医療機関や介護施設をはじめ、行政や介護・福祉にかかわる多くの機関とをつなぐ役割を担っています。
> また、介護や福祉、医療費などについてお困りのことがあれば、看護師や医療ソーシャルワーカーなどが相談に応じています。

索引

検査・診断方法、疾患名、治療方法やケアなどにかかわる語句を掲載しています。
（読者の皆さんに役立つと思われる箇所に限定しています）

滋賀県立総合病院

〒524-8524 滋賀県守山市守山五丁目4番30号
TEL 077-582-5031（代表）
https://www.pref.shiga.lg.jp/kensou/

■装幀／スタジオ ギブ
■カバーイラスト／岡本典子
■本文DTP／大原 剛　角屋克博
■撮影／尾上達也
■図版／岡本善弘（アルフォンス）
■本文イラスト／久保咲央里（デザインオフィス仔ざる貯金）
■編集／西元俊典　本永鈴枝　橋口 環　福重可恵　竹島規子

県民の元気をささえる——
滋賀県立総合病院の最新医療

2021年10月29日　初版第1刷発行

編　著／滋賀県立総合病院
発行者／出塚太郎
発行所／株式会社 バリューメディカル
　　　　〒150-0043　東京都渋谷区道玄坂2-16-4 野村不動産渋谷道玄坂ビル2階
　　　　TEL　03-6679-5957
　　　　FAX　03-6690-5791
発売元／有限会社 南々社
　　　　〒732-0048　広島市東区山根町27-2
　　　　TEL　082-261-8243

印刷製本所／大日本印刷株式会社
※定価はカバーに表示してあります。

© Shiga General Hospital, 2021, Printed in Japan
ISBN978-4-86489-133-2